生育力保护与生殖储备·科普篇

如何保存生育力

主　编 乔　杰　李　蓉

副主编 张曜耀　杨　蕊　杨　硕

编　者（按姓名汉语拼音排序）

崔岳毅　段红英　黄　宁　解炳腾　赖昱臣

李　蓉　李天杰　刘昌玉　刘丹丹　龙晓宇

齐新宇　乔　杰　任一昕　王　洋　吴　寒

杨　岑　杨　蕊　杨　硕　杨宇卓　袁　鹏

袁一峰　张博淳　张洪亮　张曜耀　张　哲

郑晓英　周泽虹

绘　图 裴　萍　李一凡

北京大学医学出版社

RUHE BAOCUN SHENGYULI

图书在版编目（CIP）数据

如何保存生育力 / 乔杰 , 李蓉主编 . -- 北京：
北京大学医学出版社 , 2017.12
（生育力保护与生殖储备·科普篇）
ISBN 978-7-5659-1729-5

Ⅰ . ①如… Ⅱ . ①乔… ②李… Ⅲ . ①生殖医学—普
及读物 Ⅳ . ① R339.2-49

中国版本图书馆 CIP 数据核字 (2017) 第 300258 号

如何保存生育力

主　　编：乔 杰 李 蓉
出版发行：北京大学医学出版社
地　　址：（100191）北京市海淀区学院路 38 号　北京大学医学部院内
电　　话：发行部 010-82802230；图书邮购 010-82802495
网　　址：http://www.pumpress.com.cn
E — mail：booksale@bjmu.edu.cn
印　　刷：北京强华印刷厂
经　　销：新华书店
责任编辑：张凌凌　　责任校对：金彤文　　责任印制：李 啸
开　　本：880 mm × 1230 mm　1/32　印张：10.375　字数：214 千字
版　　次：2017 年 12 月第 1 版　2017 年 12 月第 1 次印刷　印数：1-5000 册
书　　号：ISBN 978-7-5659-1729-5
定　　价：39.00 元

前　言

1994年，联合国在埃及开罗召开了国际人口与发展大会，会上通过的《国际人口与发展大会行动纲领》中正式提出了生殖健康的概念。生殖健康是指于生殖系统及其功能和过程所涉一切事宜，包括身体、精神和社会等方面的健康状态，而不仅仅指没有疾病或不虚弱。这个定义是从人类幸福的全方位角度出发，不仅指医疗问题，还包括人类生殖领域的精神和社会问题，其目的是为了提高人们的生活、生命质量。随着社会发展，生殖健康的概念越来越深入人心。"健康中国2030"规划已将"人人享有生殖健康"列为重要决策部署。

随着生活节奏加快、生活理念改变，晚婚晚育已经成为一种社会趋势。高龄女性卵细胞数量减少、质量下降，会影响生育力。一些特殊工作的从业人员接触放射性物质及有毒物质，也可能影响生育力。另外，随着恶性肿瘤治疗水平的提高，治疗后生存时间延长，肿瘤患者对生育的需求增加。哪些因素会影响生育，如何能更有效地选择生育时机，是众多育龄男女关心的问题。生育力保存的概念也逐渐出现在公众视野中，并且越来越受到关注。

近年来生殖医学在基础科学研究与技术更新方面取得了长足进步，辅助生殖技术快速发展，给人类生育力保存和生殖功能调控带来很多新的方法，为众多存在生殖健康问题的夫妇提供了新的解决途径。

在此大背景下，我们于 2013 年编写了"十二五"国家重点图书——"生育力保护与生殖储备"系列丛书，受到了专业人士以及部分跨学科领域专家的肯定与好评。在这套专业图书的基础上，北京大学第三医院生殖医学中心的医生们根据多年来对公众及患者进行的科普实践编写了本套科普读物，对生殖基础知识进行深入浅出的讲解，并对一些常见问题进行了汇总和解答。

本套丛书从科普的角度介绍了生殖健康的相关内容，包括《女性生殖那些事》《生育失败怎么办》和《如何保存生育力》三个分册，用浅显、生动的语言向读者展示了相关的专业知识，争取使非医学、非妇产科专业的读者能够领略其中的精髓，对他们的日常生殖健康能起到促进作用，在需要就医时避免慌乱、无头绪。

相信这套科普读物可以为读者提供相关的专业指导，使其对生殖健康自我管理以及就医后医护人员的诊治都能有更好的理解，也为该学科进一步的发展和普及奠定更好的基础。

2017 年 10 月于北京

目　录

第二篇　生育力评估

第三篇　女性生育力保存

第四篇　男性生育力保存

第五篇　生育力保存的伦理学与政策法规

第一篇

影响生育力的各种因素

全球生育力下降的严峻形势

不孕症定义

生育力，从字面上我们不难理解，它指的是生育后代的能力。具体来说，它可定义为女性每个排卵周期妊娠的可能性。正常人每个月经周期怀孕的概率为 20%～25%，经过一年试孕，绝大部分人可以成功妊娠。如果夫妻同居至少 1 年，有正常性生活，未采取任何避孕措施而不能受孕，就是我们常说的"不孕症"。

生育力下降，简而言之，我们可以认为是"要了好久才要上一个宝宝，或者要了好久也没有要上一个宝宝"。它的一个重要体现，是不孕症发生率的升高，要不上孩子的夫妇越来越多。可能你忍不住想问：大家都说不孕的人多，真有那么多吗？具体有多少？从全国到各个地区，从中国到其他国家的调查数据，让我们一起来研究一下。

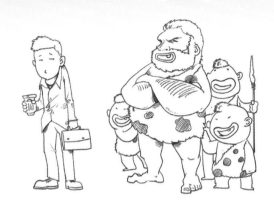

我国及世界其他国家不孕症现状

　　1988 年国家计划生育委员会组织了全国 2‰ 的抽样调查，调查人群为 1930 年 7 月 1 日至 1973 年 6 月 30 日出生的已婚妇女，结果显示，我国初婚育龄妇女 2 年不孕患病率为 6.89%。其中，天津、浙江、湖北、辽宁、上海、江苏、湖南、北京、山东、四川、重庆、吉林及江西情况较轻，不孕率为 3.53%～6.15%；云南、河北、安徽、黑龙江、河南、福建、广西、内蒙古、山西、广东、陕西及宁夏情况中等，不孕率为 7.24%～9.7%；海南、贵州、甘肃情况较严重，不孕率达 10.38%～11.13%；新疆和青海情况最严重，分别为 17.79% 和 19.08%。京、津、沪三大城市和华东地区不孕率显著低于西北地区。

　　将近 10 年过去，1997 年全国计划生育 / 生殖健康抽样调查再次进行，共调查了全国 31 个省、自治区、直辖市的 39 586 名育龄妇女，其中初婚 3414 名。这部分初婚夫妇中，614 对患有不孕症，1 年不孕率达 18%。部分地区流行病学调查结果显示：河南省新密市 1997 年 3 月至 2001 年 3 月 5 年内 32 637 例育龄妇女，其中 1 年不孕 5464 例（占 16.74%），2 年不孕 3049 例，（占 9.34%）；广东省佛山市高密区对 2007 年登记结婚的 2816 对新婚育龄夫妇进行随访，1 年不孕不育发病率高达 18.7%；2011 年浙江嘉兴市社区及郊区结婚大于 1 年的未避孕的 3175 对夫妇，其中 156 对不孕，占 4.9%。山西省两个县 2009 — 2012 年计划生育的 2151 对夫妇，1 年不孕率为 13.6%，2 年不孕率达 8.5%。2012 年中国人口协会报告指出，中国不孕不育患者已超过 4000 万，占育龄人口的 12.5%。至今，这个数字还在增长。有数据表

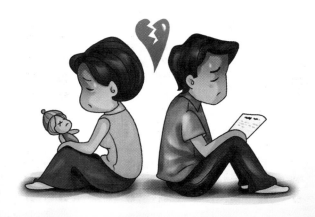

明，保守估计我国不孕症总体发病率已达 15%，也就是说，平均每 100 对有生育要求的夫妇里，可能至少有 15 对夫妇不能自然受孕。

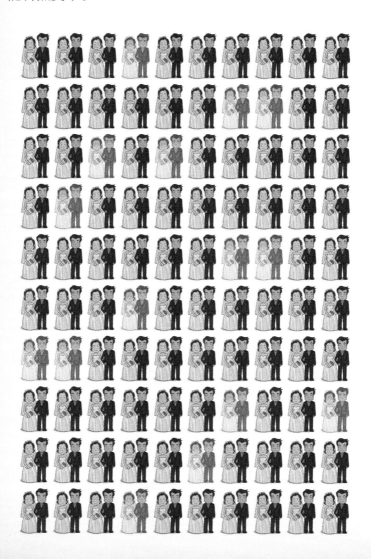

看到这里，您可能已经对您所在省市以及我们国家的情况有了一个大概了解。只有我国不孕情况这么严重吗？实际上世界其他国家，也同样面临着生育力下降、不孕率升高的局面。20世纪80年代中后期，世界卫生组织（World Health Organization，WHO）在25个国家的33个研究中心采用了标准化诊断的不孕不育症流行病学调查，结果显示发达国家5%~8%的夫妇遭受不孕症的困扰，而在发展中国家的某些地区不孕不育症的患病率可高达30%。根据1995年WHO估计，全球约6000万~8000万人罹患不孕症，约占育龄人口的10%~20%。20年过去了，不孕症的统计数据只会更高。

迄今世界上已有超过600万个试管婴儿诞生！

截至2012年12月31日，我国开展人类辅助生殖技术和设置人类精子库的医疗机构共计358个（含由中国人民解放军总后勤部及原卫生部审批的机构）。国家卫生和计划生育委员会统计的数据显示，2009年中国大陆体外受精-胚胎移植治疗周期约113 000例，2010年达到148 000例左右，而2011年这个数字超过了20万，每年保持30%以上的增长速率。如果将供精/夫精人工授精及冷冻胚胎移植也计算在内，2009年总周期数已达222 000例，2013年高达61万例左右。据美国疾病控制中心统计，2003年美国体外受精-胚胎移植治疗周期约12万例，而2012年为16万例，也是呈现逐年上

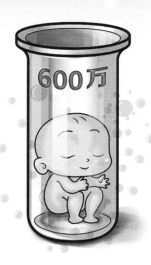

升的趋势。迄今世界上已有超过 600 万个试管婴儿诞生！

二十一世纪不孕症或将成为仅次于肿瘤和心脑血管病的第三大疾病，这是真的吗？

相信看了这么多令人眼花缭乱的数据，对于"二十一世纪不孕症或将成为仅次于肿瘤和心脑血管病的第三大疾病"这一说法，大家知道并非危言耸听。作为一种特殊的健康缺陷，不孕不育症正成为导致家庭破裂、影响社会和谐的主要因素之一。

什么原因导致全球生育力下降？

是什么原因导致全球都面临着生育力下降的严峻趋势？

大家可能非常好奇，也许已经通过网络等途径长了一些知识。我们下面就带着大家略略了解一二。

医学上，女性生育力涉及卵巢排卵、卵子质量、输卵管及子宫形态与功能等各个生殖内分泌环节，而男性生育力涉及生精、精子运输、性交 - 射精功能及精子质量等多个方面。顺利地排出好的卵子与精子，并在输卵管相遇、结合，胚胎回到子宫内膜着床，胎儿发育至足月分娩，任一环节存在障碍都可能影响生育力。

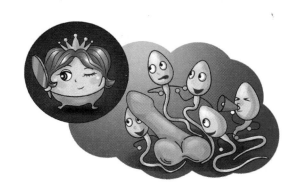

全球生育力下降一个突出的影响因素是生育年龄的推迟。众所周知，随年龄增长，卵巢储备减少，卵子质量下降，也就是说，年纪越大，可用的卵子数量越少，卵子质量越差，产生后代的能力越弱。有研究表明，女性从 32 岁开始出现生育力下降，37 岁以后下降更明显。随着现代经济发展、社会文明进步以及就业、生存压力增大，越来越多的女性追求高学历，倾向于优先发展事业，推迟婚育年龄。在过去三十年中，虽然美国总体出生率下降，35 岁以上女性的生育率却呈上升的态势。根据我国第五、第六次人口普查结果，2000 年平均初育年龄为 24.83 岁，2010 年中国妇女的平均初育年龄为 26.24 岁，相差 1.41 岁。

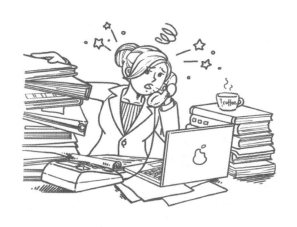

环境污染也是大家非常关注的方面。一些来自工作、生活环境的污染物，如重金属、多氯联苯、有机氯杀虫剂、内分泌干扰物等，可能干扰性腺功能，降低精卵质量，影响人类生育力。不良生育行为，如多次人工流产、感染性传播疾病等，可导致盆腔炎、附件炎（输卵管粘连、梗阻）、宫腔粘连等，阻断精卵相遇及影响胚胎的种植，从而生育力降低。此外，高糖、高脂饮食等不合理的营养膳食结构，抽烟、喝酒、熬夜等不良生活方式，感染、肿瘤、放化疗、遗传等病理因素，精神 / 心理压力过大导致内分泌紊乱及性功能障碍等种种因素，都可能作用于一个或多个环节，如影响精卵的数量与质量，干扰精卵的产生及运输，阻断精卵的相遇，增加胚胎着床的障碍，从而导致人类生育力的低下。在后面的章节，我们将详细分述。

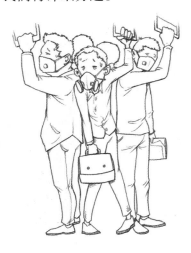

全球生育力下降的严峻趋势已不容忽视。生不出孩子的人越来越多了，现在长辈们都催着儿子、儿媳妇、女儿、女婿赶紧要孩子。这些情况您可能并不陌生：医院生殖中心候诊大厅里人满为患，挂号大厅门口排起了长龙；大街小巷里，张贴了形形色色不孕不育的广告；电视频道、网络媒体上，充斥着各类不孕不育机构的宣传，甚至还有明星代言；墙角里、台阶上，还时不时可以看到"代孕""供卵"这些非法小广告。正因为有需求的人群众多，对生育及辅助生殖技术的认识又不足，且求子心切，使一些不法分子趁机做起了非法的买卖。不少不孕夫妇上当受骗，不仅损失了钱财，还耽误了治疗，危害了自身健康，小家庭岌岌可危。这些情况让我们看了十分揪心。

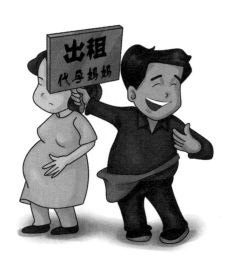

这些触目惊心的不孕数据和现状，让大家都有点惴惴不安、如坐针毡了吧？其实虽然有很多因素影响人类的生育力，但也有很多因素是可以干预和改变的。病急乱投医不可取，我们还是赶紧了解一下相关知识吧！如何选择合适的生育时机，如何评估自己的生育力现状，如何保护以及保存我们的生育力，在这里，我们将和大家一起探索答案。

生活方式对生育力的影响

营养对生育力的重要性

据调查统计，2015 年全球范围内的不孕不育人数约为 1 亿 8 千万，在发展中国家等特定地区，不孕不育率甚至高达 30%。除了深入研究不孕不育的病因、制定治疗策略，能否从生活方式、习惯上进行干预来提高生育力，是近年来研究者关注的重点。

女性不孕患者的常见病因有排卵异常、输卵管疾病以及子宫内膜异位症。有 20% ~ 30% 的患者不孕原因未知。生活方式对生育能力也有着不容忽视的影响，研究体重、身体结

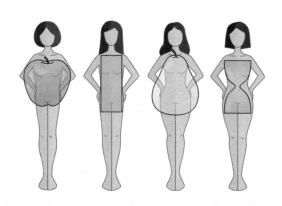

构（如体脂含量）、体育锻炼、营养成分摄入等因素与不孕的相关性，能为医护人员指导患者改变生活方式以高生育能力提供科学依据。

一、胖瘦对怀孕有影响吗？

怀孕与代谢水平密切相关，两者相辅相成。人类在孕期的代谢水平主要取决于怀孕时的能量需求，胎儿发育所需的能量和产后泌乳都依赖于产妇身体储存营养物质的能力。产妇体内储备营养应对恶劣环境（如食物短缺），是经过漫长的生物进化过程后所保留的生理机制。随着生活水平提高，人们无需担忧食物营养不足，越来越多的人摄入的能量远远高于机体所需，并由此引发包括肥胖在内的一系列代谢疾病，

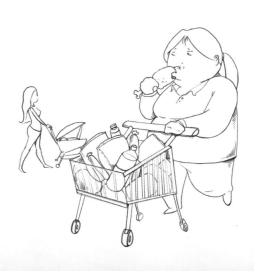

如代谢综合征、2 型糖尿病、脂代谢异常、多囊卵巢综合征。这些疾病与生育力减弱相关，例如多囊卵巢综合征和特纳综合征的患者患上代谢异常疾病的概率远高于常人。

体质指数（body mass index，BMI）是医学上用于衡量个人肥胖程度的指标之一。偏瘦（BMI< 19 kg/m^2）和超重（BMI 25 ~ 29.9 kg/m^2）的女性有着相似的不孕率；而肥胖（BMI ＞ 30 kg/m^2）女性的不孕率则是偏瘦及超重妇女的两倍。体重对妇女的生育能力有直接影响，肥胖妇女的不孕率最高。临床观察发现，女性因肥胖而导致不孕的状况远多于男性。体重超重会影响女性受孕成功率，同样的，体重过轻对女性生育力也有着不良影响。BMI＜19kg/m^2 女性的受孕

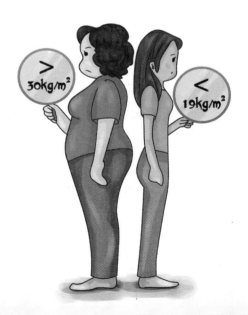

所需的平均年限（约 29 个月）远高于体重正常的女性（约 6.8 个月）。事实上，月经周期的正常进行需要一定程度的脂肪含量以维持卵巢功能。能量摄入不足的情况，如饮食失调、营养不良和过度体力劳动均与生育力不足和不孕相关。

二、饮食均衡有助于怀孕

对于肥胖妇女来说，通过适量运动和控制饮食来减轻体重后，可有效改善机体代谢功能和激素水平，进而增加受孕成功率。然而，与适量运动的情况相比，运动过量至力竭可引发 2.3~3 倍的不孕风险。关于运动量对受孕率的影响，人们一直认为女运动员月经失调是由于体脂含量过低所导致的，而后续研究证实，当减少运动量和能量消耗后，即使不改变体重和体脂含量，女运动员的月经周期也可以恢复正

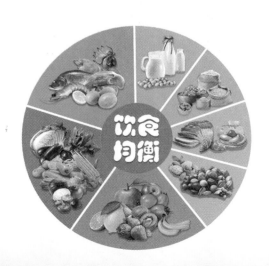

常。这说明，过量体力运动而不保证足够的能量摄入会导致月经周期失调。所以，备孕的女性在控制体重、适当增加运动的同时，也应注意饮食均衡，保持足够的能量摄入。

三、吃什么有利于怀孕？

　　探讨不同种类食物对生育力的影响是调整饮食结构过程中的重点所在。某些特定的脂肪酸，如 n-3 多不饱和脂肪酸和 n-6 多不饱和脂肪酸是人体所必需的营养成分，它们对机体生长、大脑发育和生殖功能有不可替代的作用，而人体并不具备合成这些分子的能力，因此必须保证食物中这些特定脂肪酸的摄入量。值得注意的是，女性体内的反式脂肪酸与不排卵性不孕相关，大量摄入反式脂肪酸同时也可导致机体

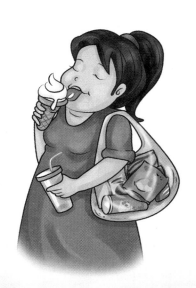

代谢指标的异常，引发诸如胰岛素抵抗、2 型糖尿病风险增加、炎症因子水平升高等一系列反应，这些反应均可损害卵巢功能。如果调整饮食结构，饮食中用多重不饱和脂肪酸取代反式脂肪酸可降低不排卵性不孕的风险。多囊卵巢综合征女性作为代谢紊乱与生殖功能异常的代表人群，已有诸多研究试图揭示饮食结构与代谢谱之间的相关性，以及这种关联如何影响患者的生殖能力。有研究表明，富含蛋白质的膳食

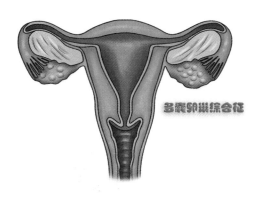

多囊卵巢综合征

（蛋白质含量占总量的 15%～30%）可通过减少机体游离雄激素水平、提高胰岛素敏感性来改善多囊卵巢综合征患者的月经周期，而胰岛素敏感性的升高，对机体维持正常糖代谢水平、预防代谢综合征的发生有积极作用。提高膳食中的蛋白质含量还对激素水平起着调节作用，提高蛋白质的摄入量可通过刺激促性腺释放激素的产生来增加黄体素分泌量，而黄体素产量增加有助于受孕。

综上所述，调整食物结构，多食用富含蛋白质和多重不饱和脂肪酸的食物，减少反式脂肪酸的摄入，不仅有助于提高受孕成功率，还可帮助机体维持健康的代谢功能。

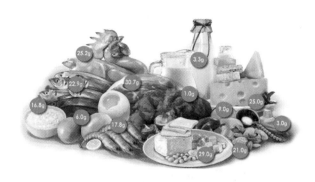

不良生活方式对生育力的影响

近年来，随着生活方式的变化，全球范围内育龄人群的生育能力总体呈现下降趋势。围绕这些病例所进行的观察性研究结果表明，环境中的化学制剂和生活方式可能对生育功能产生影响。已有研究证实，烟草燃烧物中包含着 4000 种以上的化学分子，这些分子与多种疾病的发生相关，如心血管疾病和肺损害。据调查，约 35% 的育龄男性有吸烟的习惯，有吸烟习惯的男性生育力降低的风险远高于无吸烟习惯的男性，男性烟民的总精子数、浓度、精子活力、正常形态的精子数和精液量等指标与同年龄段无吸烟习惯的男性相比，呈总体下降的趋势。

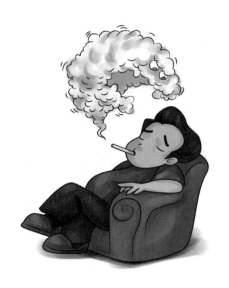

　　吸烟对女性生育力也存在较大影响。女性烟民中的不孕率高于正常人群中的比例，这可能是由于吸烟影响卵巢正常功能，并进一步减弱卵巢生育力储备所造成的。后续的统计调查支持了这一猜想：女性烟民中卵巢储备衰减的发生率高达 12.31%，而正常女性人群中卵巢储备衰减的比例仅为 4.83%。除了影响卵巢功能，吸烟还与女性内分泌失调相关，主要表现为月经周期末期卵泡刺激素水平升高和黄体期孕酮水平降低，促卵泡激素和孕酮水平异常可导致月经失调和排卵异常，这些状况都是不孕的高危表现。

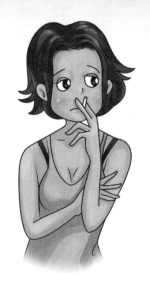

　　酒精的摄入与包括不孕不育在内的多种健康问题相关。男性饮酒对健康有多重负面影响，例如睾丸萎缩、性欲减退、精子总数下降以及畸精率升高。有观点认为，酒精对男性生育力的影响，有可能是通过提高精子氧化应激压力的途

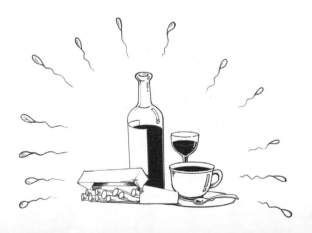

径来进行的，有研究发现精子氧化应激压力随着酒精的摄入量而升高，这项发现与该假说一致，但具体的分子途径仍需后续研究来揭示。

对于女性来说，重度饮酒的育龄女性与轻度饮酒的同年龄段女性相比，不孕风险显著增加。饮酒频率、酒精摄入量的增加，与受孕所需年限成正比，而与受孕的成功率成反比。孕妇饮酒则会增加自发性流产和胚胎发育畸形的风险。有研究者认为，饮酒对女性生育功能的伤害可归因于饮酒所造成的女性体内雌二醇水平的起伏，进而影响促卵泡激素水平的稳定性，造成卵泡发生及排卵过程的异常，但目前尚无确切研究证实这种假说。因此，备孕和妊娠期的女性，建议节制饮酒，减少饮酒的频率和酒精摄入量。

随着生活方式的变更，咖啡因已成为社会生活中的日常

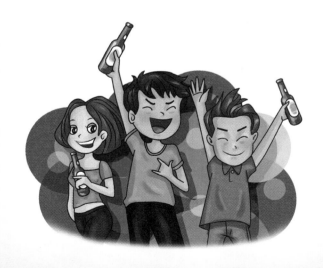

消费品，可乐、咖啡和巧克力均含有不等量的咖啡因。然而，已有研究报道咖啡因对女性生育力存在负面影响，咖啡因摄入被证实与受孕所需时长增加相关（平均 9.5 个月），特别是每日摄入超过 500 mg 的女性。此外，咖啡因摄入还与自发性流产、胎儿死亡及死胎相关。

多种日常生活中常见的环境状况是威胁生育功能的潜在风险因素。包括二氧化硫、一氧化碳、二氧化氮和悬浮颗粒在内的一系列环境污染物对人类健康造成威胁，针对其开展的科学研究工作近年来引起了广泛关注。特定地区的观察性研究发现，接触高浓度空气污染物男性的畸形精子和精子 DNA 损伤的比例增加，精子活力减弱。生活在空气污染严重地区的女性，发生早产、流产、胎死和自发性流产的概率高于其他地区。

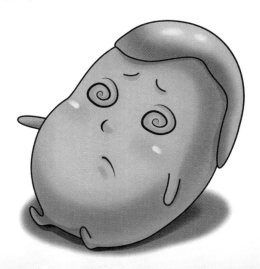

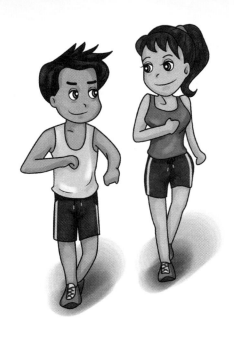

　　造成生殖力降低的成因较为复杂，与环境、遗传、营养摄入、内分泌功能和代谢水平有着千丝万缕的联系，在调整心态和饮食结构的同时，也应警觉不良生活方式对生育功能所造成的损害。生活中常见的损害生殖功能的不良因素，包括环境污染、烟酒摄入、吸食大麻等毒品、精神压力大以及过量的体力运动，这些因素对男性、女性的生殖力都存在一定程度的损害。由于这些不良因素不包括在医学诊断标准和检测的范围内，因此没有引起足够的重视。

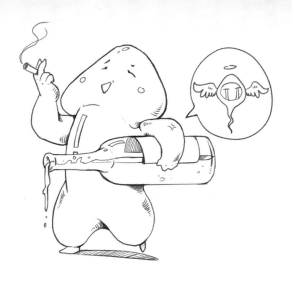

　　备孕中的男性女性应尽早认识到营养和生活方式对生育功能的重要性，并自觉改变不良生活方式，减少不良环境的接触机会（如环境污染物、烟草燃烧产物），将有助于通过自然方式受孕而无需求助于辅助生殖技术来完成生育需求。

心理因素对生育力的影响

　　近年来西方国家男性的精子质量和生育能力显著下降，女性的生育能力也有所下降，全世界范围内也都呈现了相同的趋势。每年约有 100 万对夫妻寻求辅助生殖治疗。不孕不育的原因有很多，除了因组织器官的功能发生变化等生理原因外，有些不孕不育无法解释，这些原因中可能包括过于负面的情绪和心理压力。所谓心理压力是指任何情感上的不舒服，并伴随生化、生理及行为做出相应反应和变化。压力可能来源于内部或外部因素，威胁机体的稳态平衡及正常功能，而心理压力就是一连串的破坏机体稳态平衡的因素对大脑意识造成的直接影响。压力已经成为现代生活中人们的一个口头禅。随着生活节奏越来越快，人们的生活变得复杂。个人追求的提高，人与人之间的冲突矛盾，繁忙的工作，心

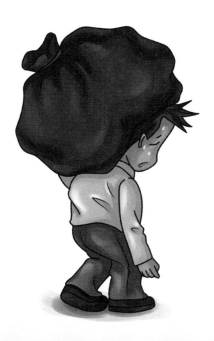

理和生理需求的增加，以及各方面的挫败感都成了人们压力的来源，造成心理负面情绪扩大。

　　适当的压力反应对保持身心健康和正常工作的开展至关重要，而过度的心理压力和负面情绪则会导致体内稳态被破坏，从而引起机体代谢、血管功能、组织修复、免疫功能及神经系统受到影响。越来越多的科学研究显示心理压力已经成为人类生育力下降的一个重要因素。当人们处于较大压力下时，机体的下丘脑－垂体－肾上腺轴发生变化，且血液中的糖皮质激素升高。性腺功能的正常维持需要糖皮质激素水平的精准调控，当糖皮质激素平衡遭到破坏时，生育力也受

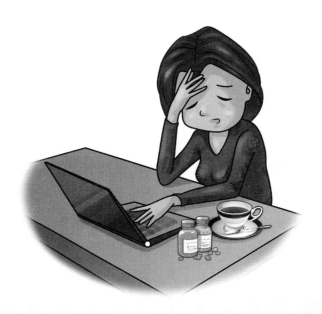

到影响。压力和糖皮质激素对生殖的影响从三个水平上进行
调控：①下丘脑；②垂体腺；③睾丸或卵巢。此外，当怀孕
女性暴露于压力或外源糖皮质激素中时，胎儿的下丘脑—垂
体—肾上腺轴及压力相关行为会受到永久性影响。糖皮质激
素对于大脑正常发育非常关键，但是过多的糖皮质激素将对
胎儿神经内分泌功能产生不可逆的影响。心理压力对男性和
女性的生育能力都有可能产生影响，但是压力形式和影响方
式有所不同。

一、心理因素对女性生育力的影响

压力使机体产生过量的糖皮质激素，这些糖皮质激素通
过三种途径影响卵巢功能。一是作用于下丘脑和垂体，调节
血液中的性激素水平；二是影响代谢激素和生长因子（如胰
岛素样生长因子）的水平；三是通过卵巢细胞上的受体调节
卵巢功能。前两种途径为间接调控，第三种是直接调控。处
于生育年龄的女性，如果长期暴露于极大的压力下，将表现
出内分泌紊乱和失调，月经紊乱甚至无月经，卵巢排卵功能
出现障碍，排卵不规律或者不排卵，造成怀孕困难或不孕。

女性心理压力来源于各个方面，其中工作压力成为现代
女性压力的主要来源。不少职业女性精神压力很大，长时间
保持精神高度紧张，生活节奏紊乱，很容易饮食作息不规
律，再加上在工作中遭受打击，女性往往更容易容易产生抑

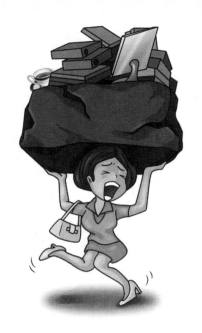

郁、失眠、多梦等状况，导致生理功能紊乱。

现代女性对自我认知和要求越来越高，对伴侣的要求及对伴侣之间关系的认知更为理想化。当在现实生活中这些愿望达不到满足时很容易产生消极情绪，如果消极情绪得不到排解消化，将进一步影响双方的关系，造成恶性循环。由于生理不同，女性更容易因为情感原因而抑郁、紧张、愤怒。长时间处于这样的生活状态下也会使女性的生殖系统受到损害，甚至严重影响女性的生殖健康，导致不孕或难孕。

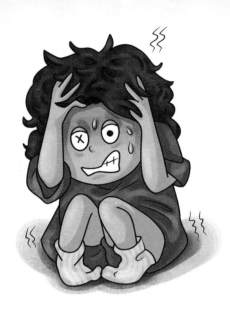

　　不孕不育症本身就是一个压力来源。当夫妻双方尝试怀孕而不得的时候，很可能会寻求治疗，治疗中药物的使用、费用支出及时间上的支出都可能给患者带来进一步的压力。一些不孕不育的夫妻初期治疗失败后，往往压力增大。初期治疗的不成功、社会的歧视和亲朋好友的不理解，使得这部分人，尤其是夫妻中女性的悲痛、压抑、震惊、否认、愤怒、内疚、孤独等不良情绪进一步加重，甚至在这种沉重打击下精神完全崩溃。

　　心理压力还可能导致过度饮食而引起肥胖，过度饮食会导致卵巢原始卵泡数量减少及卵巢炎症，引发生育障碍。而且肥胖是影响生育力的一大因素，肥胖不仅影响自然生育，在辅助生殖治疗过程中，肥胖也是降低成功率的重要原因。

　　长期处于这样的心理压力和负面情绪下，机体将通过神经系统和内分泌系统的相互作用影响生殖系统功能，造成生育力下降。

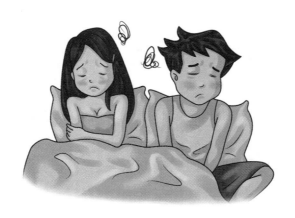

二、心理因素对男性生育力的影响

　　许多关于心理压力对男性生育力影响的临床研究显示，压力会引起男性生育力下降和精液质量异常。精子生成受遗传、睾丸因素及睾丸外因素影响。其中睾丸分泌的睾酮和雌激素是精子生成的前提条件。压力因素影响神经内分泌功能，主要通过下丘脑—垂体—肾上腺轴、交感—肾上腺系统以及促性腺激素抑制素来调节睾酮分泌。心理压力能直接或间接影响雌激素和睾酮的分泌，从而影响精子生成。

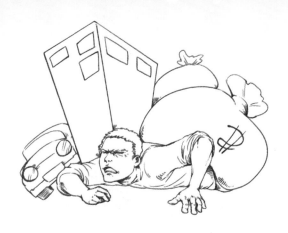

　　男性压力表现形式同女性有所不同，但压力来源基本相同，包括工作压力、社会地位的压力、家庭支撑压力、来自伴侣关系的压力，以及夫妻双方共同经受的压力等。男性在面对压力时同女性的反应也不尽相同，除了在某种程度上具有与女性类似的压力表现外还具有一些男性特有的表现形式。女性更多的是表现为情绪上的消极、抑郁或愤怒，而男性在此基础上还倾向于借用烟酒来排解，这进一步加深了对生殖系统的损害。并且当夫妻生育出现问题时，男性可能会因此出现勃起障碍、早泄及逆行射精，从而间接影响生育功能。

　　心理状态与生育功能异常之间存在相关性。多数经历不

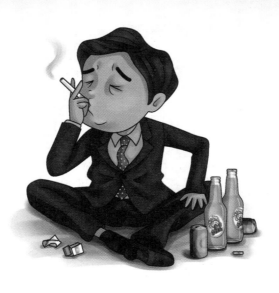

孕不育困扰的患者同时也承受着巨大的心理压力。与顺利受孕的妇女相比，不孕妇女在治疗的过程中更易出现心理挫败感。在实际临床实践中，接受辅助生殖技术治疗前患者的焦虑程度越高，中途退出并放弃治疗的可能性越大。治疗的中断不但不能帮助患者受孕，还容易对患者的心态产生更大的负面影响。因此，除了根据患者实际情况制订合适的治疗方案外，患者的心理状态、对疾病的正确认识也是医学工作者的关注点。备孕或正在接受辅助生殖治疗的患者，也应及时疏导不良情绪，从科学角度正确认识、了解自身状况，以积极的心态备孕。

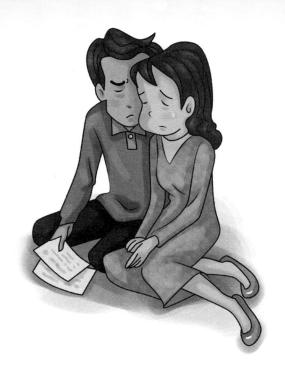

三、怎样避免心理因素对生育力的影响

当准备要孩子的时候，夫妻双方都应该尽量减少工作上的负担，保持轻松的状态。试孕期间不要有太大的心理压力，持积极乐观的态度，相信顺其自然就好。同时尽量回避来自家人或朋友的干扰，以平和的心态面对这件事。家人也不要给予过度的关注或过多的干扰，适当支持就足够。生育是双方的共同意愿，因此夫妻之间要相互信任、支持，尤其当一方出现焦虑等负面情绪时，另一方应给予安抚和排解。

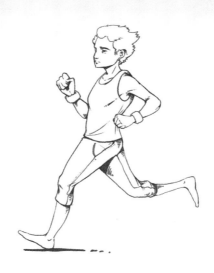

　　如果初期试孕不成功，应及时到正规医院查找原因，而不要盲目听信偏方，耽误治疗。这个时期更容易出现焦虑症状，因此更要注重心理压力的调节，夫妻之间的相互抚慰也更加重要。应该正确认识自己的病情，寻求正确的治疗方

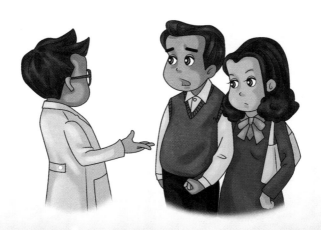

法，并信任医生，保持健康的生活方式，规避外界的干扰和压力。如果出现严重的心理问题或长期处于极大的心理压力下，因此出现生殖系统功能紊乱，应及时进行心理疏导，必要时可以咨询心理医生或服用一些心理治疗的药物。

病理因素对生育力的影响

遗传性疾病对生育力的影响

一、遗传性疾病是怎么发生的？

人类的每一个体细胞都含有两套遗传物质，一套来自母亲，另外一套来自父亲，每一套遗传物质包含 30 亿个碱基，分布在 23 条染色体上，这些碱基，其实只包括 A、T、G、C 四种类型，一个细胞中的 60 亿个碱基遵从特定的规律排

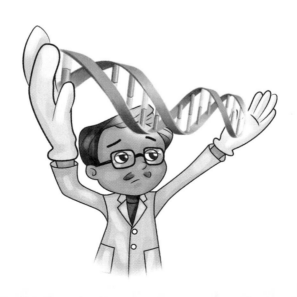

列、组合，形成每一个人独有的遗传序列信息。在单细胞这60亿个碱基中，一个碱基的改变（取代、缺失或者插入新的碱基），就可能会改变基因组中编码的遗传信息，导致机体不能正常运行，发生遗传疾病。而染色体的数量异常将会导致染色体疾病，如每个细胞中21号染色体额外增加一个拷贝，变成三个拷贝，即会导致唐氏综合征。遗传疾病通常很难治愈，避免遗传患儿的出生是目前降低遗传疾病发生率最有效的途径。常规产前诊断需要在孕12周左右进行绒毛穿刺或者在孕中期18周左右进行羊水穿刺和遗传分析，一旦确诊唐氏综合征必须终止妊娠，避免给个人及家庭带来巨大痛苦。

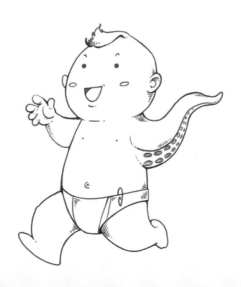

二、产前诊断的重要性

染色体遗传病是由染色体数目或者结构异常而引起的疾病。染色体易位是由于两条非同源染色体发生重排而造成的染色体异常，包括平衡易位和非平衡易位。罗伯逊易位是最常见的染色体平衡易位，是由于两条近端着丝粒染色体的融合导致的，罗伯逊易位携带者虽无临床症状，但染色体异常妊娠的风险较高，可能导致自然流产、新生儿先天性畸形或智力低下。理论上人类有 15 种不同的罗伯逊易位，不同类型的罗伯逊易位的发生率差别很大，其携带者产生 6 种配子，其中 1 种正常，1 种为平衡配子，其他 4 种为非平衡配子，

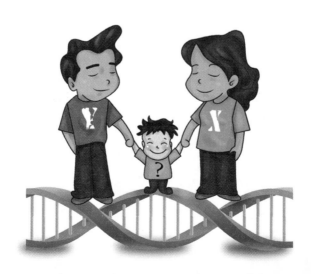

因此常表现为不良孕产史后继发不孕。罗伯逊易位也可能导致后代患各种病症或表型失常，如患唐氏综合征的个体中有5%与21号染色体的罗伯逊易位有关。

单基因遗传病是由于一个或一对等位基因的突变引起的疾病，符合孟德尔遗传规律。虽然每种单基因遗传病的发病率较低，被称为罕见病，但是因为其种类繁多，总体患病率并不低，据统计每1000个活产儿中就有40～82人患单基因遗传病，全世界每年新出生的由于或部分由于基因突变造成的出生缺陷儿约为790万。目前已发现的单基因遗传病有7000多种，已有明确致病基因的有4000多种，涉及基因3000多个。大多数单基因遗传病在婴幼儿期或少年期发

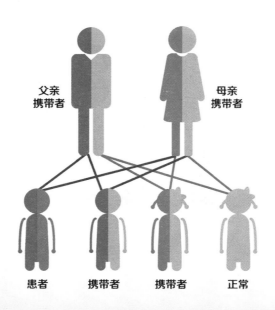

病，而且目前多无有效治疗方法，患者残疾率和死亡率均很高。因此，通过产前诊断避免患病儿的出生尤其重要。产前诊断是指在出生前对胚胎或胎儿的发育状态、是否患有疾病等方面进行检测和诊断。大多数遗传病还没有有效的治疗方法，一般产前诊断为遗传病时需引产，会给孕妇带来很大的痛苦。

三、什么是PGD？PGD有哪些技术？

植入前胚胎遗传学诊断（preimplantation genetic diagnosis，PGD）是一种结合辅助生殖技术的遗传学诊断方法，是在胚胎着床前阶段进行遗传诊断，挑选正常胚胎移植，从而选择一个健康的宝宝孕育，避免遗传疾病患儿出生及引产带来的痛苦。PGD技术成功应用于临床已经二十余年，目前临床上使用的PGD遗传诊断技术有几种：①原位荧光杂交的方法：这种方法只能针对少数几种染色体疾病，而且受探针来源及荧光显微镜等仪器设备的限制；②聚合酶链式反应的方法：只能检测单基因疾病或染色体数量的改变，前者容易造成假阴性结果，后者分辨率很低，只能进行数量上的分析，不能检测出染色体结构异常；③高通量的芯片技术：如 array CGH，或 SNP array。能进行全基因组范围的染色体检测，分辨率也显著提高，尤其是近年来应用于临床的 Karyomapping 技术，能同时检测单基因疾病及染色体异常，但是不能直接对突变位点进行分析，只能进行间接推断。因此，以上各种检测方法只能对单基因突变或染色体异常进行分析，只有联合几种不同的方法或对于同一个胚胎采两次样才能对其进行完整诊断，因此无论是准确性、可操作性，还是诊断成本都需进一步完善。产前诊断或胚胎植入前遗传诊断需要诊断准确性高，假阳性率和假阴性率低，操作步骤简单以减少人为操作误差，同时诊断成本要尽可能低，以惠及更多的有需求的人群。

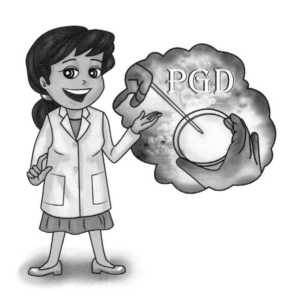

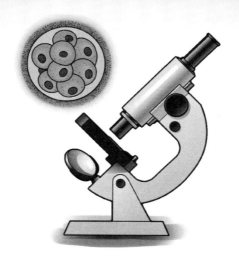

㈣、PGD 方法——MARSALA 技术，如何助力健康宝宝诞生？

最近北京大学报道了一种新的 PGD 方法——MARSALA 技术（mutated allele revealed by sequencing with aneuploidy and linkage analyses，高通量同时检测突变位点、染色体异常及连锁分析方法）。有以下几个突出优点：

1. 精度高、分析全面　首先，MARSALA 技术不仅能精确诊断单基因遗传病，还能同时精准筛查染色体异常；其次，因致病突变位点序列信息可被读取至少数千次，所以结果比传统的诊断方法更加直观、可靠。

2. 能够进行多重校验　在深度解析突变位点序列信息的同时完成高精度遗传连锁分析，提供多个单核苷酸多态性

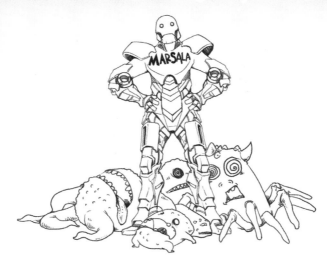

（single nudeotide polymorphism，SNP）连锁位点信息，对致病等位基因进行多重检测和反复校验，全方位降低因突变位点扩增和测序错误以及样品交叉污染等带来的问题，大大提高了诊断的精确度和可靠性；

3. 成本低　利用 MARSALA 技术进行胚胎诊断，在基因组两倍覆盖盖度的测序深度下（2×）就能满足所有分析需求；

4. 操作方便　一步高通量测序就能得到基因突变、染色体异常以及突变位点连锁信息三个方面的精准诊断结果；

5. 对各种遗传病患者家系的兼容性高　在没有合适的先证儿或者突变基因来源个体标本时，只要有试管婴儿夫妇的标本即可进行胚胎的精确诊断。

15 岁的桐桐是一位 Cockayne 综合征患者，本应是花季少女的她因为疾病导致全身器官早衰，看上去就像一个耄耋之年的老人。Cockayne 综合征是一种常染色体隐性遗传病，目前有效治疗方法很少，大部分患儿都在十几岁时夭折。经过遗传检测发现，桐桐的父母都是携带者，虽然不会患病，却有 25% 的可能性会生育一个患病的孩子。他们希望有一个健康的孩子，于是来到了北京大学第三医院寻求帮助。经过超促排卵、卵胞质内单精子注射和胚胎的体外培养后，他们共获得了 9 个可供 PGD 检测的囊胚。每个胚胎的几个滋养层细胞分别被取下，通过 MARSALA 技术检测这些细胞，就可以知道这 9 个胚胎是否携带致病基因以及染色体的情况。结果发现，9 枚胚胎中有 1 枚既不携带致病位点，又是整倍体。桐桐的妈妈移植了这一枚宝贵的健康胚胎，在 2016 年 5 月，一个健康的宝宝出生了。

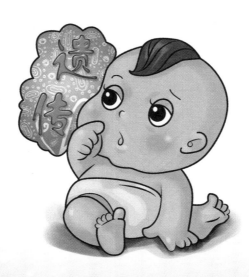

　　虽然遗传疾病对生育力有较大影响，但是通过现代医疗技术是可防可控的。PGD和产前诊断能够有效地预防遗传病患儿的出生，减轻社会和家庭的负担。家族内有遗传性疾病的夫妇，在准备生育前可到正规医院进行遗传咨询，评估生育遗传疾病患儿的风险，对高风险的夫妇，可进行PGD助孕。

药物与医源性因素对生育力的影响

一、什么是医源性疾病？

　　众所周知，在怀孕或哺乳期间使用一些药品，可能会对宝宝的健康有影响，如畸形等。同样的，药物和医源性因素（如手术等）也会对生育功能产生影响。医源性疾病指在诊治或预防疾病过程中，由于医护人员各种言行、措施不当而造

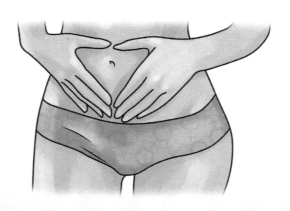

成的不利于患者身心健康的疾病。医源性疾病大致可分为诊断性医源性疾病和治疗性医源性疾病两大类。

不孕症是指婚后未避孕、有正常性生活、夫妇同居1年未受孕，其中包括原发性不孕和继发性不孕。原发性不孕是指从未妊娠者，继发性不孕是指有过妊娠而后不孕者。不孕可由男女双方或单方因素造成，虽不是致命性疾病，但可造成家庭不和及病人的心理创伤，是严重影响身心健康的医学和社会问题。

二、备孕期间哪些药不可以吃？

卵巢是女性重要的内分泌器官，卵巢功能指的是卵巢内存有卵泡的质量及数量，是反映女性生育力的指标。40岁前

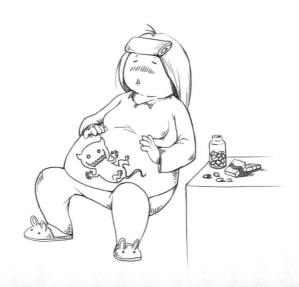

由于卵巢内卵泡耗竭或医源性损伤导致卵巢功能衰竭，称为卵巢早衰，卵巢早衰可导致闭经和不孕。有多种药物可对生育功能产生影响，可造成输卵管阻塞、排卵障碍等，从而导致不孕症，如抗风湿药物、肿瘤化疗药物、抗高血压药物、抗抑郁药物、抗精神病药物、避孕药、减肥药等。

三、这些药是如何影响生育力的？

治疗风湿病的非甾体抗炎药，可通过延迟排卵和阻碍受精卵的植入而引起女性可逆性不孕，但对男性生殖力的影响尚无报道。环磷酰胺可引起女性患者不可逆的卵巢衰竭，发生风险与患者年龄相关，＞31岁者发生风险高，有生育要求的女性患者使用期间必须同时使用保护生殖力的药物。环

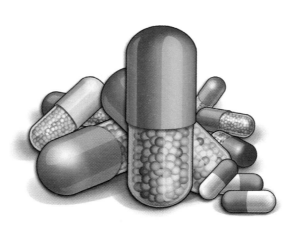

磷酰胺亦可影响男性患者生育力，睾丸功能是否可恢复尚不明确。柳氮磺吡啶不会影响女性生育力，但其代谢产物磺胺吡啶可引起男性可逆性少精及精子运动能力下降，男性在考虑生育时需停药 3 个月以上。

随着化疗方法的进展，很多恶性肿瘤患者可以长期存活甚至治愈，另外近年来肿瘤患者年轻化，许多年轻患者仍有生育要求，但是化疗可引起卵巢功能损害，从而导致卵巢早衰和不孕等问题。目前有学者认为影响女性生理和生育功能的化疗药物主要是烷化剂，如：环磷酰胺、氮芥、白消安等。研究表明化疗药物主要影响卵泡的生长发育和成熟过程，导致卵泡的破坏，使卵泡过早排空，卵巢间质纤维化，使卵巢

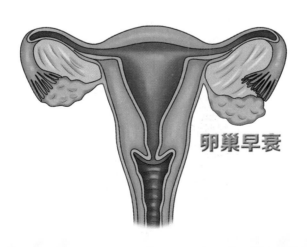

卵巢早衰

总卵泡数的储存下降，严重损害卵巢功能，从而引起月经不规律、不育、过早绝经或合并潮热、盗汗、骨质疏松及泌尿、心血管系统等围绝经期症状。化疗药物对卵巢功能的损害也可能与神经酰胺和鞘氨醇磷酸介导的卵母细胞凋亡有关。

现代医学研究证实雷公藤具有抗炎、免疫抑制、抗肿瘤、抑制生育等作用。多种临床调查表明雷公藤对女性生殖系统的副作用尤为明显，长期使用雷公藤可导致月经减少、闭经、卵巢早衰，造成雌激素分泌减少，血清促卵泡激素

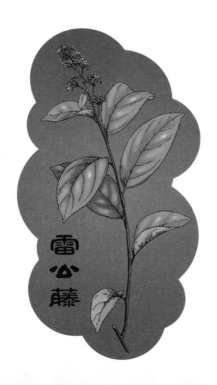

雷公藤

（folice stimulating hormone，FSH）、黄体生成素（luteinizing hormone，LH）升高，造成高促性腺激素水平的临床闭经。同时有实验显示雷公藤对增生活跃的细胞尤其是卵泡细胞有细胞毒作用，阻止卵泡细胞发育，使 E_2 水平过低，引起卵泡刺激素、黄体生成素反馈性升高。

高催乳素血症是一种内分泌紊乱性疾病，女性常表现为闭经、溢乳、月经稀发、不孕等。而催乳素升高是抗精神病药物常见的不良反应，可导致高催乳素血症的发生。有研究表明不同的抗精神病药物升高催乳素水平不同，一般认为传统抗精神病药物较新型抗精神病药物更易升高催乳素水平。抗精神病药物所介导的催乳素水平升高是可逆的，在中断治疗后，血清催乳素水平会下降至正常水平，不同药物的升高作用所持续的时间不同，而且高剂量药物停药后催乳素下降所需时间更长。

卵巢过度刺激综合征（ovarian hyperstimulation syndrome，OHSS）为体外受孕辅助生育的主要并发症之一，是一种人体对促排卵药物产生的过度反应，以双侧卵巢多个卵泡发育、卵巢增大、毛细血管通透性异常、异常体液和蛋白外渗进入人体第三间隙为特征而引起一系列临床症状。OHSS 主要临床表现为卵巢囊性增大、毛细血管通透性增加、体液积聚于组织间隙，引起腹腔积液、胸腔积液，伴局部或全身水肿。近年来，OHSS 的发生呈上升趋势，越来越引起临床医务工作者的重视。在接受辅助生殖治疗时，超促排卵是一个常规过程，OHSS 即为促排卵所导致的并发症，是一种自限性疾病，多数患者不需处理，少数加重的患者需住院治疗。卵巢储备能力随年龄的增长下降。年轻女性基础卵泡刺激素值较低，卵巢储备能力好，可募集卵泡数目多，加上促性腺激素受体密度高，从而易发生 OHSS。故年龄对 OHSS 发生有预测作用，年轻者发生中重度 OHSS 机会大。多囊卵巢综合征患者小卵泡多，卵巢内存在高雄激素环境，能放大胰岛素样生长因子信号，使卵巢对内、外源性促性腺激素敏感性增加，直接协同促卵泡激素刺激卵泡产生，增加卵泡募集，更易导致 OHSS。

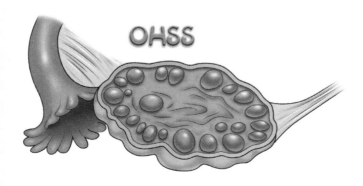

四、哪些手术会影响生育？

外科手术操作有可能导致盆腔粘连，造成输卵管阻塞，从而导致不孕症。宫腔操作主要包括人工流产术、诊断性刮宫术、子宫内膜息肉摘除术、输卵管通液术、取环和放环、宫腔镜术、子宫纵隔切除术、子宫肌瘤切除术等。有研究表明，宫腔操作、尤其是人工流产术会对女性子宫内膜造成严重损伤，并影响输卵管口，可能造成月经量变化、宫腔异常等。近几十年来，人工流产数量有上升趋势，在我国多数行人工流产术的患者是年轻的育龄女性，并且大多未生育。人工流产最常见的并发症是感染，可能会导致盆腔感染并影响输卵管功能，从而造成输卵管阻塞和不孕症。宫腔操作如果损伤子宫内膜基底层，可能无法形成正常的功能层，并导致宫腔粘连。输卵管阻塞是导致女性不孕的重要因素，而盆腔粘连是引发输卵管阻塞的主要原因。有研究报道：输卵管阻塞不孕患者并发盆腔粘连高达 65%。盆腔粘连可导致盆腔内各种器官的正常结构变形，对生殖系统产生影响，输卵管蠕动功能减弱，拾取卵的能力降低，卵细胞无法准确地被拾取并输送至输卵管，进而导致异位妊娠或不孕不育。有临床研究表明，盆腔不同粘连程度与流产、异位妊娠、盆腔疾病宫腔操作史密切相关，即盆腔粘连程度越高，输卵管功能越差。

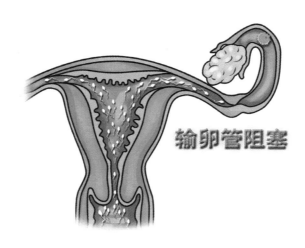

宫外孕输卵管妊娠保守手术后可能会出现不孕症。输卵管妊娠影响生育力，至少有 20% 左右的患者会继发不孕，在不孕人群中近 20% 有输卵管妊娠史。宫外孕风险在保守性手术治疗后同样存在。有研究表明，经过保守手术的输卵管不孕患者，97.3% 存在输卵管不孕的因素，即存在输卵管形态和功能的异常。超过 3/4 的患者存在输卵管管腔的阻塞，是保守手术后输卵管不孕最常见的输卵管损害。超过一半的患者存在输卵管伞端粘连闭锁、盆腔粘连。而且盆腔粘连、输卵管伞端结构异常、管腔的阻塞往往同时存在，使不孕因素更为复杂，加重了输卵管生育功能的损伤。这种损伤对于生育力是致命性的伤害，药物治疗不能缓解，需要手术解除或者辅助生殖技术助孕。

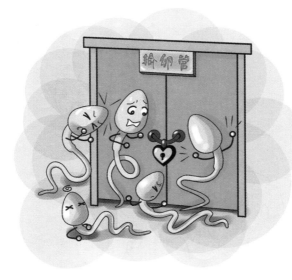

感染性疾病对生育力的影响

一、生殖道感染会影响生育吗？

生殖道感染是育龄女性的常见疾病。据 WHO 估计，每年生殖道感染的新发病例数高达 3.33 亿，国内报道生殖道感染患病率为 35.8%～85.1%。生殖道感染已成为严重影响世界各国，尤其是发展中国家妇女生育健康的重要因素。生殖道感染的原因不仅限于生物因素，很多社会、文化、行为等因素与生殖道感染也有密切联系，因此，有效的健康教育，特别是安全性行为教育，是控制和降低生殖道感染发生率的关键。

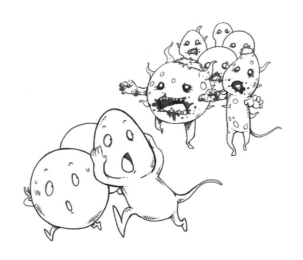

二、生殖道感染性疾病的传播途径有哪些？

生殖道感染性疾病的传播途径主要有性传播感染、内源性感染和医源性感染三类。性传播感染的生殖道感染疾病种类繁多。当性病患者与健康人进行性接触时，由于双方的黏膜特别是生殖器、肛门、口腔等部位密切而频繁的接触，病原体很容易侵入健康人体而致感染。性传播感染约占生殖道感染性疾病患者总数的 40%～60%；内源性感染主要包括细菌性阴道病和念珠菌性阴道炎，主要是由于不良卫生习惯、使用劣质卫生巾、长期应用抗生素、大量应用雌激素引起阴道内环境改变致菌群失调所致；而医源性感染主要是由于使用污染的手术器材或不洁医疗操作等。

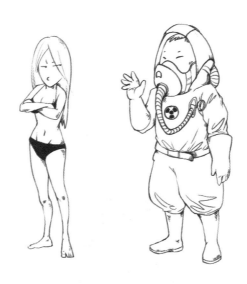

女性生殖道感染发生在女性从外阴口至子宫这段腔道，因细菌、病毒、寄生虫等病原微生物引起的感染性疾病，主要包括阴道炎（念珠菌性阴道炎、滴虫性阴道炎、老年性阴道炎、细菌性阴道病）、淋病、宫颈炎（宫颈糜烂、宫颈息肉、那氏囊肿）、盆腔炎等，是妇女的常见病，几乎每个成年女性和部分少女都曾有过生殖道感染的困扰。

念珠菌感染是一种十分常见的泌尿生殖感染性疾病，尤其在潮湿闷热的南方地区非常普遍。念珠菌是一种腐物寄生菌，平时生存于人体的皮肤、黏膜、消化道及其他脏器中。当女性阴道上皮细胞糖原增加，酸性增强时，念珠菌会繁殖，引起阴道炎，常见于孕妇、糖尿病患者等，并在孕期任何阶段都可感染。念珠菌感染的典型症状为外阴瘙痒、疼痛，有时会有阴道烧灼样疼，让人难以忍受，同时还伴有豆腐渣状的白带、尿频、尿痛。为了避免药物对胎儿的不良影响，念珠菌感染的治疗必须在妊娠 12 周后。同时，选择正确的药物和用药方法也很重要。由于口服药物可能会导致胎儿畸形，所以一般采用阴道局部用药，并且对药物的选择非

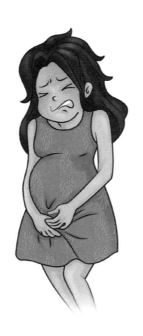

常严格，尽量将对胎儿的影响降到最低。同时要控制饮食，保持正常的血糖水平。

三、女性生殖道感染是如何影响生育的？

慢性宫颈炎是妇科最常见的生殖道炎症之一，对患者的生活质量有严重影响，多由急性宫颈炎转化而来，也可无明显急性期表现。慢性宫颈炎可引发子宫内膜炎、输卵管炎和盆腔炎，是导致妇女不孕的一个重要原因。慢性宫颈炎难治愈，复发率高，因腰骶部疼痛、白带增多、宫颈出血、性交疼痛等常见临床表现给患者带来较多的烦恼，影响妇女的生活质量。慢性宫颈炎的治疗主要为局部治疗，包括物理治疗、药物治疗和手术治疗等。宫颈癌风险增加与慢性宫颈炎病史明显相关。中国为宫颈癌高发区（14.6/10 万），对妇女的健康造成了很大的威胁，故恰当及时地治疗宫颈炎，是妇科医生的艰巨任务。

女性儿童期或青春期患流行性腮腺炎可合并病毒性卵巢炎，5% 幼女腮腺炎患者可导致卵巢炎而引起卵巢储备功能下降甚至卵巢功能衰竭。严重的盆腔结核、淋菌性和化脓性盆腔炎等疾病病原体及炎性因子可破坏卵巢组织，导致卵巢功能受损，引起卵巢储备功能下降。

（四）、男性泌尿生殖系统感染和炎症会影响生育吗？

泌尿生殖系统感染和炎症也是男性不育的重要病因。男性泌尿生殖系统感染是指男性泌尿生殖系统（尿道、前列腺、附睾、输精管、精囊、睾丸等）受到细菌、病毒或寄生虫感染而引起的疾病，可影响泌尿道、性腺及外生殖器的正常生理功能，尤其容易影响性欲和性功能。目前临床急性感染并不多见，常见的泌尿生殖道感染多以慢性、迁延性、不确定

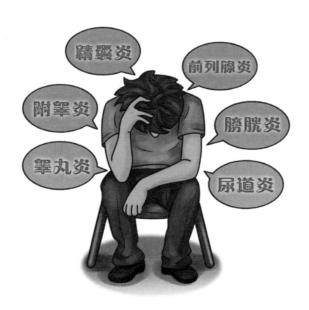

性的复杂的临床症状出现。男性生殖感染性疾病大多是由于外部细菌的入侵感染引起的，常引起睾丸炎、附睾炎、前列腺炎、精囊炎、尿道炎、膀胱炎等。引起生殖道感染的病原体有淋球菌、结核杆菌、病毒、支原体、沙眼衣原体、滴虫及其他非特异性致病菌等，其中以支原体和衣原体引起的生殖道感染最为常见。泌尿生殖道慢性病毒感染，特别是人免疫缺陷病毒可能导致生育能力下降。据统计，患感染和炎症的男性占男性群体的 6.9% ~ 8%。

慢性尿道炎的患者排尿时常有尿急、尿道烧灼和疼痛感，无尿道分泌物。性传播衣原体和淋球菌感染是典型的致病原因。10% 的淋病奈瑟菌感染的患者无症状且经常合并衣原体感染。慢性尿道感染可能导致尿道狭窄和附睾睾丸炎，长此以往可造成睾丸损害从而降低男性的生育能力。

慢性细菌性前列腺炎是一种持续 3 个月以上的慢性细菌感染性前列腺炎。只有约 10% 的慢性前列腺炎患者有慢性细菌性感染。最常见的病原体是革兰氏阴性菌，特别是大肠杆菌，其与精液参数改变，特别是浓精症相关。

附睾睾丸炎是唯一的上行尿路感染，直接影响附睾和睾

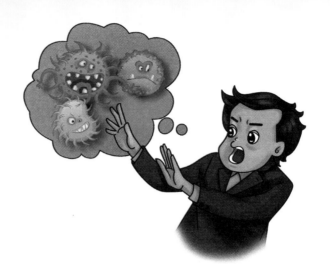

丸的功能。35 岁以上的患者致病菌主要来自肠道；对于 35
岁以下的患者，性传播的病原体如沙眼衣原体和淋病奈瑟菌
是主要的致病菌。现有研究表明多数患者在细菌性附睾炎急
性发作的瞬间精液质量可下降，一些患者甚至可有永久性影
响，这是由于两侧睾丸的精子发生都受影响，因而生殖细胞
数量减少。

　　与附睾炎相比，睾丸炎多数由全身感染尤其是病毒引
起。不育男性睾丸活检炎症反应的比例很高，其中一个特点
是管周淋巴细胞浸润和伴随的生精小管的损害，见于各种来
源的慢性睾丸炎。诱导睾丸炎症与 T 细胞介导的自身免疫

反应相关，慢性无症状的睾丸炎是男性不育的主要原因或辅助原因。

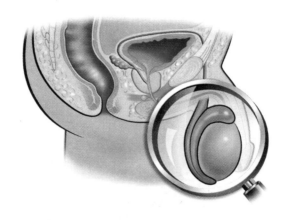

　　另外值得一提的是腮腺炎病毒。青春期前的男孩，腮腺炎症状通常仅限于感染性腮腺炎，但在成年男性，睾丸炎是最常见的并发症。感染腮腺炎的成年患者中 5%～37% 可发展为睾丸炎。在感染的最初几天，病毒直接攻击睾丸，破坏睾丸实质并降低雄激素的生成。40%～70% 的患者可见到睾丸萎缩，单侧受累常见，双侧受累发生在 15%～30% 的睾丸炎患者中。13% 的患者双侧睾丸炎导致生育能力降低、少精子症和睾丸萎缩。

　　生殖感染对人体健康的损害是多方面的。生殖道感染后如果不能及时发现并彻底治疗，不仅可损害人的生殖器官，导致不孕不育，更有甚者还可损害心脏、脑等人体重要器官，甚至导致死亡。虽然有些生殖道感染性疾病一旦染上难以治愈，如尖锐湿疣、生殖器疱疹等，但有相当一部分的生殖感染患者症状较轻或没有任何明显的症状，但却可以通过各种生殖感染传播途径传给其他健康人。生殖道感染性疾病的流行会给家庭带来严重危害，其可通过夫妻间的性生活或是通过母婴途径传染给对方及家中的孩子，使一家人都深受其害。

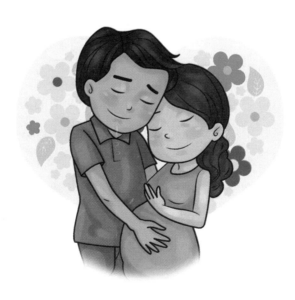

生殖系统炎症与生殖健康

一、女性患生殖道疾病比男性多多少？

国际生殖健康资料表明：在发展中国家生育年龄妇女（15～44岁）的疾病构成比中，生殖系统疾病占36%，远高于结核的17%、呼吸道感染的3%、贫血的3%，也高于抑郁症、自我伤害、战争等相关的疾病比率，比男性生殖道疾病的12%也高3倍，这都显示女性比男性有更大的生殖异常风险。

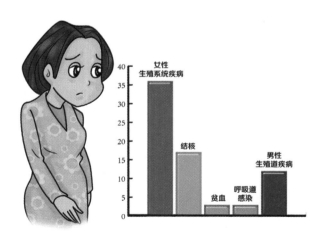

二、女性患生殖道感染疾病的概率比感冒还高！不会吧？

据世界卫生组织最新调查报告显示，对于成年女性而言，最常见的疾病不是感冒，而是生殖道感染，患病概率高达 90% 以上；最常见的不适症状不是发热、咳嗽、头痛等，而是阴部瘙痒、异味、疼痛，以及尿频、尿急等。同时，困扰女性的许多其他疾病也与生殖系统功能的异常密切相关，如骨质疏松、冠心病、糖尿病等。从某种意义上讲，生殖系统的问题关乎女人一生的健康和幸福，也可以说是女人的"百病之源"。

三、女性生殖系统炎症包括哪些？

女性生殖系统炎症是常见的妇科疾病，包括下生殖道的外阴炎、阴道炎、子宫颈炎和上生殖道的盆腔炎性疾病等。后者又包括子宫内膜炎、输卵管炎、输卵管卵巢炎、盆腔腹膜炎及盆腔结缔组织炎等。此外，还有生殖器结核、性传播疾病等。

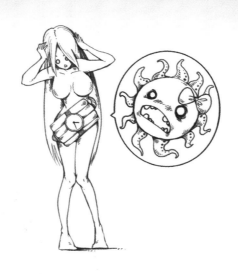

（四）、生殖道感染性疾病与不孕症之间有明显关联

尽管不孕症由多种因素引起，但生殖道感染性疾病与不孕症之间有明显关联。据 WHO 报道，女性最常见的不孕因素是输卵管阻塞或盆腔粘连，这一点已在 25 个国家的不孕夫妇调查中得到证实。病原微生物主要是淋病奈瑟菌，约占 1/3，其中沙眼衣原体和生殖道支原体占到了 60% ~ 80%。女性衣原体感染最严重的并发症是急性输卵管炎。在 20 世纪 60 年代中期，50% 的急性输卵管炎是由淋病奈瑟菌引起的，而到了 20 世纪 80 年代，只有不足 10% 的患者是由淋病奈瑟菌引起的。根据病原体培养及血清学检验的数据，目前北欧 30% ~ 67% 的急性输卵管炎患者与沙眼衣原体感染有关。淋菌性宫颈炎如不及时治疗，发展成盆腔炎的可能

性为 10% ~ 20%，沙眼衣原体感染为 8% ~ 10%。女性下
生殖道性传播疾病所致的盆腔炎占妇女所有盆腔炎病因的
60% ~ 70%。而患有盆腔炎的妇女有 20% 最终会发生不孕症，
其危险性比无盆腔炎的妇女高 6 ~ 8 倍。WHO 的专家指出，
生殖道感染性疾病是导致不孕症的重要原因之一。

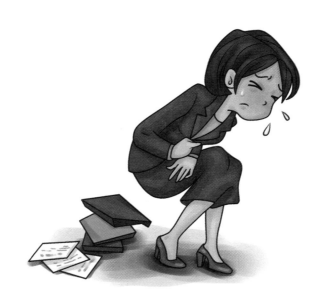

　　阴道炎若未治疗，长期感染，就可能成为不孕的原因，
虽然两者之间有无关联目前尚无定论，但有以下几种可能：
①正常生育期女性在卵巢激素作用下阴道内环境在排卵期
呈弱碱性，有利于精子成活，而阴道炎使阴道内环境改变，
可能会影响精子的活动力和穿透力，从而影响精子进入宫颈

和宫腔内，导致不孕。若该病进一步加重，上行感染至宫腔和输卵管，还可能造成输卵管炎症或阻塞，从而引起不孕。但也有相关研究表明，不孕与单一的阴道感染无明显相关性，而是与阴道多种病原体混合感染相关。②从免疫学角度考虑，阴道属于生殖免疫器官，含有大量巨噬细胞和浆细胞，通过识别精子抗原和病原体分泌相应抗体。阴道炎时病原体诱发产生不同抗体，抗体浓度变化直接影响精子的活率、活力和穿透力。③阴道炎诱发产生氧化亚氮，氧化亚氮对细胞有毒性作用，可杀伤精子或影响精子活力从而导致不孕。

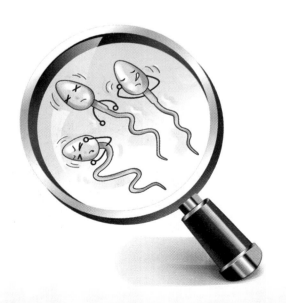

　　宫颈是精子进入宫腔及输卵管与卵子相遇的第一道屏障，在生理状态下，排卵期宫颈外口呈瞳孔状，黏液量多、稀薄，有利于精子穿透。宫颈位于阴道内，很容易受损伤；外源性病原体的感染可造成宫颈糜烂、宫颈肥大及宫颈息肉等宫颈疾病，宫颈局部环境改变能影响精子的活率，可引起不孕。重度慢性宫颈炎可引起不孕，一是由于慢性宫颈炎黏液往往黏稠，细胞含量多，炎性细胞多，阻碍了精子游行穿透，二是生殖道在慢性感染状态可产生精子抗体等，与精子发生抗原反应，影响精子活动及精卵结合。

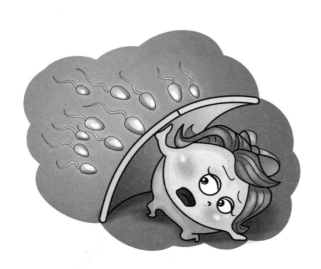

　　子宫内膜炎是最常见的生殖系统感染性疾病。细菌、病毒、真菌和原核微生物、原虫等经外阴、阴道上行蔓延可以导致子宫内膜炎，细菌、病毒和其他病原体所呈现的抗原作用可激发机体的细胞和体液反应，产生大量致敏的活性细胞并产生多种细胞因子和炎性细胞，杀灭和吞噬精子，免疫抗体可干扰正常胚胎和内膜间的组织相容性而不利于孕卵的着床、胚胎植入和胚胎发育。子宫内膜炎可分为急性子宫内膜炎和慢性子宫内膜炎，导致急性子宫内膜炎的主要原因是流产、产褥感染、子宫腔内安放避孕器、子宫颈扩张、诊断性刮宫或宫颈电灼、激光、微波等物理治疗等。而慢性子宫内膜炎是导致流产的最常见原因，女性患子宫内膜炎后，在急性期常会出现发热、无力、出汗、脉搏加快、下腹部坠胀

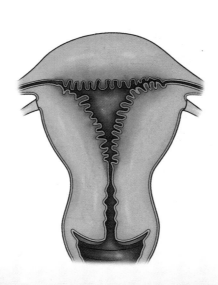

痛及腰骶部酸痛、白带增多、月经过多、痛经等症状，严重扰乱女性的生理规律。女性如果在怀孕期间患有子宫内膜炎，特别是病毒性的子宫内膜炎，可以经过胎盘垂直感染胎儿，导致胎儿畸形、流产、胎膜早破、新生儿感染等。子宫内膜炎如果不能得到有效控制，可发展为子宫肌炎并导致输卵管炎及盆腔炎等。

目前我国由于盆腔原因造成的不孕率高达 30% ~ 40%。随着性观念的转变，性生活年龄提前，男女双方由于缺乏相应卫生知识与心理准备，人工流产率增加，潜在的生殖道感染率也随之增加，不孕风险增大。盆腔炎性疾病（pelvic inflammatory disease，PID）反复发作或得不到及时正确的治疗，极可能引起盆腔炎性疾病后遗症，主要表现为盆腔组织

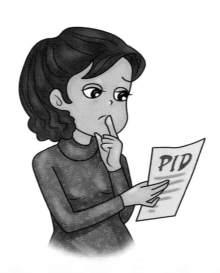

破坏、广泛粘连、增生及瘢痕形成，导致输卵管阻塞、输卵管积水、输卵管卵巢囊肿、盆腔粘连等，这些都会引起精卵结合障碍、配子运送障碍等，从而导致不孕。此外，炎症使盆腔炎性物质、免疫因子积聚，形成对受精和胚胎发育不利的免疫内环境，引起不孕。据统计，1次患PID史，不孕发生率约为11%；若2次或3次患PID史，发生不孕的概率分别增加到23%和54%。31.12%的输卵管性不孕的患者有PID病史，近1/3患者有反复盆腔感染史。

五、流产为什么会增加不孕的概率？

在没有生育要求时，要做好避孕工作；在流产清宫术后，要注意防止感染发生。宫腔粘连常见于行人工流产术或者自然流产刮宫术后，这是因为妊娠子宫壁比较软，刮宫时不容易控制深度，过度搔刮宫腔，吸宫时负压过大，时间过长，就会将子宫内膜基底层刮掉，产生手术后宫腔粘连。吸头、刮匙反复进出宫口，不正规扩张宫颈等均能加重子宫内

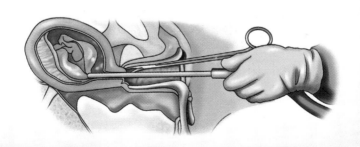

膜损伤，可能造成宫颈内口粘连。宫腔粘连会导致子宫内膜损伤，子宫容积也会减少，影响胚胎的正常着床，所以会导致女性不孕症，即使患者能够怀孕，宫腔粘连也会影响胎儿在宫腔内存活，容易出现反复的流产和早产。减少人工流产手术，及时诊断、恰当治疗、密切随访、防止术后感染发生是预防和治疗宫腔粘连的根本。

　　异位妊娠是盆腔炎的另一重要并发症，有时可以致命。患有盆腔炎的妇女发生宫外孕的危险性将增加 4 ~ 6 倍。淋病奈瑟菌、衣原体感染引起的输卵管炎、卵巢炎等可能会造成输卵管不通畅或完全阻塞，甚至卵巢严重纤维化而不排卵，导致宫外孕或不孕。有研究显示，盆腔炎发作一次者异位妊娠发病率为 6%，发作二次者为 12 %，发作三次或三

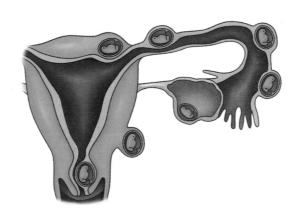

次以上者为 22%。衣原体重复感染使异位妊娠发病危险性升高，二次感染的妇女异位妊娠发病的危险性较单次感染的妇女升高 2.5 倍，三次或三次以上多重感染的妇女则升高 5 倍。

严重的生殖道感染还可引起妇女流产。在患衣原体和淋病奈瑟菌所引起盆腔炎的孕妇中，40% 会发生流产。淋病奈瑟菌引起的子宫内膜炎可能遗留子宫内膜瘢痕，继发着床困难而丧失生育能力，容易流产、早产，或者发生前置胎盘、植入性胎盘而造成难产。据国内报道，患有阴道炎的妇女流产率达 38.8 %，显著高于未患阴道炎的妇女。此外，生殖道感染还可能引起死胎。梅毒对妊娠产生的负面影响是很严重的，可造成自然流产、死产、非免疫性水肿、早产和围产儿死亡。

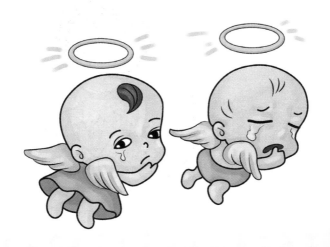

六、男性生育功能包括哪些方面呢？

　　精子数量、精液质量、精子活力是保证男性正常生育功能的三个方面，任何一方面出现异常疾病，即会引发男性不育。正常情况下，男性每次射精量应为 2~6 毫升，少于 1 毫升或大于 6 毫升，都可能对男性的生育功能造成不良影响。正常情况下，精子应具有快速直线向前运动的特征，如出现精子无活动迹象，或精子向前运动不佳、精子呈波形运动等情况，可说明精子活力存在异常。精液质量异常也会直接影响受精卵质量，引发受精卵发育异常而导致男性不育。

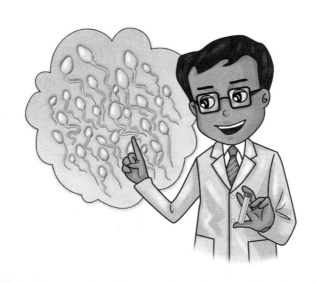

七、男性生殖系统感染有哪些症状？

男性在生殖系统感染早期会有一些常见的初期症状，如果能及时发现，对治疗会有极大帮助。比如，如果在外生殖器如包皮、阴茎或龟头冠状沟处，或在肛门、手、眼睑、口唇、舌、咽喉等处，出现红斑、丘疹、硬结、水疱、糜烂及溃疡等症状时，可能患有生殖感染；如果在前尿道部分有轻度热感，尿道内流出异常分泌物，或者出现尿频、尿急、尿痛、排尿困难、尿闭以及终末期血尿等症状，也可能患有生殖道感染。此外，腹股沟淋巴结肿大，肛门直肠疼痛、发炎，

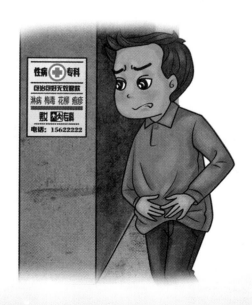

便秘，直肠有分泌物，里急后重和发热均可能是生殖道感染或生殖器疱疹的征兆，此时要及时到正规医院进行诊治，切不可讳疾忌医或盲目乱治。

总而言之，生殖健康已被认为是人们幸福生活的一个基本前提，为提高生命质量所必需。生殖健康的四大基本要素是孕产妇保健、婴幼儿保健、生育调节、生殖道感染的防治。生殖道感染已成为全球公认的生殖健康十大热点问题之一。国家卫计委把实施生殖道感染干预纳入我国计划生育优质服务三大战略性工程之一。由此可见，防治生殖道感染应成为人们搞好生殖健康的重要环节。

常见性传播疾病有哪些

性传播疾病的主要传播途径是性行为直接传播，由于性行为的多样性如口交、肛交、触摸等，初发部位除生殖器外，也可在舌、口唇、扁桃体、肛门等处；其次还可以通过患者污染的衣物、被褥、便器、公共浴池等间接传播；也可经血液传播及医源性传播。孕妇患性传播疾病可造成母婴传播。

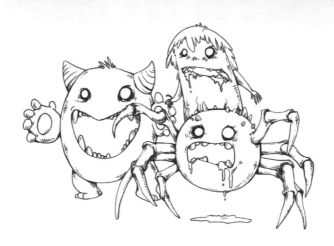

性传播疾病对人类健康和社会发展构成严重威胁，会导致患者生育能力下降或失去生育能力，对下一代的健康也有严重损害。因此，性传播疾病的有效防治关乎每个人的切身利益。

常见的性传播疾病包括以下几种。

一、淋病

淋病是由淋病奈瑟菌引起的泌尿生殖系统化脓性感染。成人主要通过性交直接接触传染，极少经间接传染；儿童多为间接传染；新生儿多由分娩通过软产道时接触污染的阴道分泌物传染。与男性淋病患者发生性关系的女性，

50%～90% 发生淋菌性宫颈炎；与女性淋病患者发生性关系的男性，20%～25% 感染淋病。

50%～70% 的妇女感染淋病奈瑟菌后无临床症状，但仍具有传染性。感染最初引起宫颈管黏膜炎、尿道炎、前庭大腺炎。宫颈黏膜炎表现为阴道脓性分泌物增多，外阴瘙痒或有灼热感，偶有下腹痛。尿道炎表现为尿频、尿痛、尿急，排尿时尿道口有灼热感。

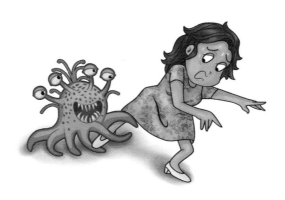

淋病奈瑟菌可上行感染盆腔脏器，导致淋菌性盆腔炎。多在经期或经后 1 周内发病，起病急，突发寒战、高热、头疼、恶心、白带增多、双侧下腹痛。若经期发病会出现经期延长、经量增多的现象。

1%～3% 的淋病可发生播散性淋病，早期菌血症可出现高热、寒战、皮损、不对称的关节受累以及全身不适、食欲减退等全身症状，晚期表现为永久损害的关节炎、心内膜炎、心包炎、胸膜炎、肺炎、脑膜炎等全身病变。

淋病的治疗原则是及时、足量、规范地应用抗生素。对患者的性伴侣应进行检查及治疗，检查期间禁止性生活。

急性期淋病可完全治愈，无并发症的淋病经单次大剂量药物治疗，治愈率达 95%，因此，在急性期应积极治疗。

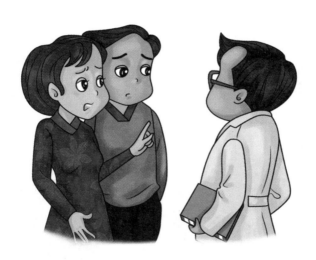

二、梅毒

梅毒是由梅毒螺旋体引起的侵犯多系统的慢性性传播疾病。梅毒主要通过性接触传播，传播的比例为 95%；少数患者可因医源性途径、接吻、哺乳等直接接触患者的皮肤黏膜而感染；患有梅毒的孕妇体内的梅毒螺旋体可通过妊娠期的胎盘感染胎儿，从而导致先天性梅毒。

梅毒的临床表现多种多样，症状和体征时隐时现，进展缓慢，病程长。一期梅毒主要表现为硬下疳。可表现为外阴、阴道、宫颈、肛门、口唇、乳房等部位的小红斑或丘疹，进而形成硬结，表面破溃形成无痛性溃疡，边界清楚，边缘稍高出皮面，创面清洁，有浆液性渗出物。二期梅毒主要表现为皮肤梅毒疹。可出现各种皮损，常出现于躯干、四肢，也可在面部与前额部，皮疹对称，泛发。亦可表现为外阴及肛周扁平湿疣。还可表现为颈部梅毒性白斑及梅毒性脱发。三期梅毒表现为永久性皮肤黏膜损害，并可侵犯多种组织器官危及生命。

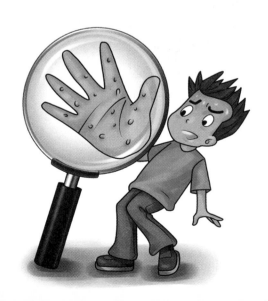

梅毒的治疗以青霉素为主，用药应尽早、足量、规范。性伴侣应进行梅毒的检查及治疗，治疗期禁止性生活。

三、尖锐湿疣

尖锐湿疣是由人乳头瘤病毒（human papillomavirus，HPV）引起的鳞状上皮增生性疣状改变。主要通过性交直接传播，也可通过污染的物品间接传播。尖锐湿疣患者的性伴侣中，约有 60% 发生 HPV 感染。

尖锐湿疣以 20 ~ 29 岁的年轻妇女多见，可表现为外阴赘生物，部分患者有外阴瘙痒、烧灼痛或性交后出血。起初为单个或多个淡红色小丘疹，顶端尖锐，呈乳头状凸起。病灶可逐渐增大、增多、湿润，柔软，可呈菜花状及鸡冠状，表面凹凸不平，呈尖峰状，疣体呈白色、粉红色或污灰色，质脆，表面可有破溃或感染。

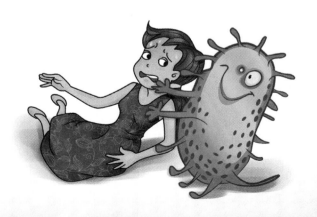

目前尚无根除 HPV 的方法，治疗仅为去除外生疣体，改善症状和体征。WHO 推荐性伴侣进行尖锐湿疣的检查，并告知患者尖锐湿疣具有传染性，推荐使用避孕套阻断传播途径。

四、生殖道衣原体感染

女性生殖道衣原体感染主要为沙眼衣原体感染，成人主要通过性交直接传播，很少经接触患者分泌物污染的物品等方式间接传播。孕妇感染衣原体，胎儿或新生儿可通过宫内、产道感染，也可发生产后感染。

生殖道衣原体感染可无症状或症状轻微，患者不易察觉，病程迁延。最常见的感染部位为宫颈管，70%～90%衣原体宫颈黏膜炎无临床症状，可表现为阴道分泌物增加，呈黏液脓性，性交后出血或经间期出血，若伴有尿道炎，可表现为排尿困难、尿急、尿频。30%～40%宫颈炎上行引起子宫内膜炎，表现为下腹痛、阴道分泌物增多，阴道不规则少量流血。8%～10%的宫颈管炎可发展为输卵管炎，表现为长期轻微下腹痛，低热，久治不愈，远期后果可导致异位妊娠及不孕。

可使用多西环素及红霉素对沙眼衣原体进行治疗，衣原体的生命周期较长，抗生素的使用时间应延长。性伴侣应进行检查及治疗。患者及性伴侣在治疗期间均应禁止性生活。

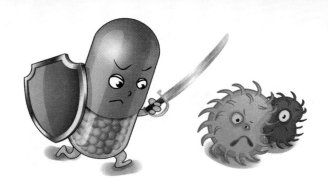

五、生殖器疱疹

生殖器疱疹是由单纯疱疹病毒引起的性传播疾病，主要由性交直接传播。

原发性生殖器疱疹可先表现为烧灼感，后表现为群集丘疹，可单簇或散在多簇，疱疹破裂形成糜烂或溃疡，伴有疼痛，随后自愈。发病前可有全身症状，如发热、全身不适、头痛，几乎所有患者均出现腹股沟淋巴结肿大，牙痛。50%～60%原发性感染患者在半年内复发，发病前有局部烧灼感、针刺感或感觉异常，随后群簇小水疱很快破溃，形成糜烂或浅溃疡。

生殖器疱疹为易复发疾病，尚无彻底治愈方法，治疗的目的是减轻症状，缩短病程，控制传染性。可使用抗病毒药物阿昔洛韦治疗。

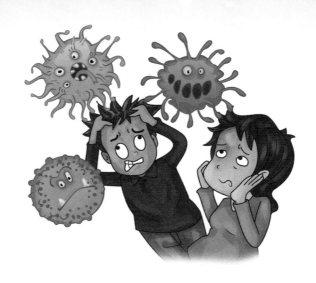

七、艾滋病

获得性免疫缺陷综合征，又称艾滋病，是由人免疫缺陷病毒（human immunodeficiency virus，HIV）引起的性传播疾病。可通过性接触直接传播，包括同性接触或异性接触。也可通过血液传播及母婴传播。

感染后 6 天至 6 周可出现急性症状，主要表现为发热、乏力、咽痛、全身不适等上呼吸道症状，个别有头痛、皮疹、脑膜炎或急性多发性神经炎；颈、腋及枕部有肿大淋巴结；肝、脾大。亦可表现为无症状 HIV 感染。

艾滋病的临床表现可为持续不规则低热超过 1 个月，持续不明原因的全身淋巴结肿大，慢性腹泻（超过每天 5 次），

3 个月内体重下降超过 10%，合并空腔假丝酵母菌感染、卡氏肺囊虫肺炎、巨细胞病毒感染、弓形虫病、隐球菌脑膜炎等，中青年患者出现痴呆症。

目前尚无治愈方法，主要采取一般治疗、抗病毒治疗及对症治疗。

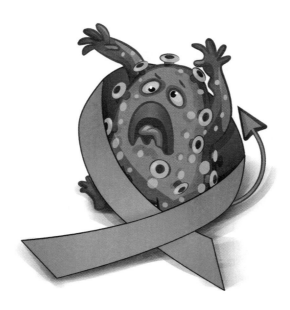

预防性传播疾病的常见措施

损害生殖健康最常见、最直接和最重要的原因是生殖系统遭受特异性病原微生物感染，也即罹患性传播疾病。具有致病力的特异性人类生殖道病原微生物，是在性接触对象不专一的条件下，由非致病微生物发生变异而形成并蔓延的。这类致病微生物主要通过性接触传播，以人类为唯一宿主。

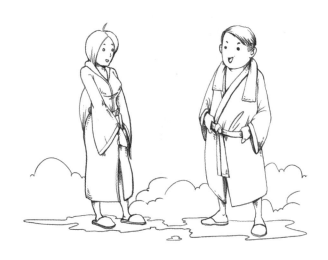

性传播疾病的流行对人类健康和社会发展构成了严重威胁，会导致生育力下降或失去生育能力。性传播疾病对下一代健康的损害也是严重的，淋病引起新生儿淋菌性结膜角膜炎可以导致失明，梅毒可以产生胎传梅毒，衣原体感染可以

造成严重的新生儿肺炎。因此，性传播疾病的有效防治关系到每个人的切身利益。

在艾滋病、梅毒、淋病、衣原体感染、软下疳、性病性淋巴肉芽肿、尖锐湿疣、生殖器疱疹等多种性传播疾病中，避孕套可以将感染艾滋病病毒的风险降低 85%；可以将女性传染给男性淋病的风险降低 49%～100%。但是对于男性传染给女性无预防作用。

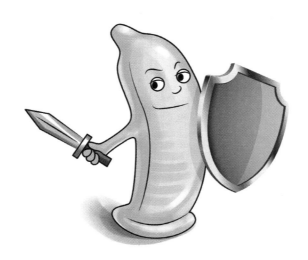

一、人乳头瘤病毒感染、生殖器疣和生殖器疱疹的预防

人乳头瘤病毒（HPV）在男性和女性中都很常见，人一生感染 HPV 的概率是 80%。90% 的 HPV 感染者在两年内可

自行消退，不能消退则会出现相应的健康问题。如生殖器疣和几种相关类型的癌，包括宫颈癌、直肠癌、阴茎癌和口咽癌。HPV 通过密切的皮肤接触传播，大部分情况下通过性传播，使用避孕套有助于防止感染，但并不能完全免于病毒的侵害，因避孕套有时并不能遮住所有的生殖器皮肤。因此，应尽量保持一对一的性伴侣关系，从而减少感染高危型 HPV 的风险；保持健康良好的生活方式，不吸烟，不熬夜，增强自身抵抗力。

2015 年美国疾病控制中心性传播疾病诊断和治疗指南建议 21～29 岁女性每 3 年进行 1 次宫颈细胞学筛查（在做宫颈涂片之前的 3 天，需要禁止性生活，停止一切阴道用药和阴道冲洗）；30～65 岁女性每 3 年进行 1 次宫颈细胞学筛查或每 5 年进行 1 次宫颈细胞学筛查加 HPV 筛查。

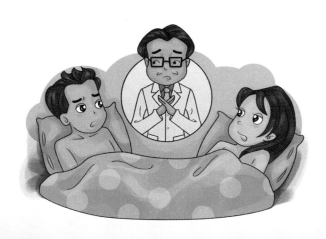

　　为预防生殖器疣，建议对 11～12 岁男孩常规注射疫苗，也可从 9 岁开始接种。13～21 岁男性中，未接种过疫苗或未进行完整疫苗接种者应接种疫苗。对于免疫功能不全的男性或是男同性恋者，从来未接种过疫苗的个体接种疫苗可以超过 26 岁。免疫功能低下的女性要做好各种预防措施，提高机体免疫力，尽量避免接触尖锐湿疣患者的分泌物或被污染的用具等，从而预防尖锐湿疣的发生。

二、淋病的预防

　　淋病是最常见的性传播疾病之一，是由淋病奈瑟菌所致的泌尿生殖系统化脓性炎性疾病。主要通过性交传染。

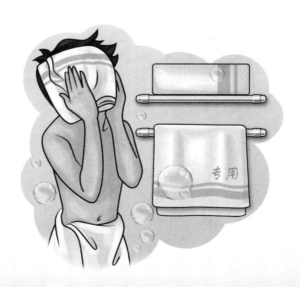

鼓励使用避孕套预防淋球菌感染，对沙眼衣原体及其他性病病原体感染也有一定预防作用。与淋球菌患者有性接触的人预防性应用抗生素可减少感染的危险。注意个人卫生与消毒隔离，患者不与家人、小孩尤其女孩同床、同浴。不共用浴巾、毛巾等。

三、梅毒的预防

梅毒是由梅毒螺旋体引起的一种全身性慢性性传播疾病，起病隐匿，传染性强，临床表现复杂多样，可侵犯和损害全身各组织器官。梅毒可通过性、血液和母婴传播。目前，性接触传播是梅毒三种传播方式中的主要方式，也是绝大多数新发梅毒病例的原因。

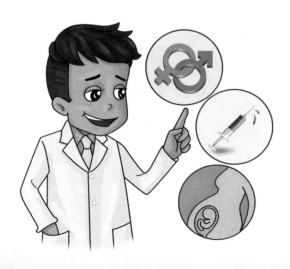

持续和正确使用乳胶安全套可以对梅毒传播起到保护作用。相对男用安全套而言，女用安全套可以对阴道性交和肛交提供更多的皮肤黏膜保护，因此可能对于通过皮肤黏膜传播的梅毒和其他性传播疾病提供更大程度上的保护。建议特殊行业人员及同性恋者定期进行梅毒自愿咨询检测以预防梅毒。

四、艾滋病的预防

艾滋病又称获得性免疫缺陷综合征，患者被一种称为人类免疫缺乏病毒（简称 HIV ）的反转录病毒感染后，免疫系统受到破坏，出现多种临床症状，统称为综合征。艾滋病病毒存在于感染者的精液及阴道分泌物中，精液、射精前的男性分泌物及宫颈分泌液含有大量的 HIV 病毒，正常性交时由

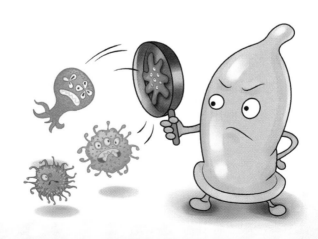

于摩擦，容易使生殖器黏膜细微破损，肛门性交也容易造成肛门和直肠黏膜创伤，HIV 病毒就会通过破损的黏膜进入未感染者的血液中，从而通过性交的方式传播。

由于安全套可以隔开精液和阴道分泌物，具有预防艾滋病毒通过性途径传播的作用，正确使用安全套能够减少艾滋病的传播。此外，因男性阴茎包皮内含有很多 HIV 的靶细胞，包皮组织表面的角质层比外包皮组织薄得多，容易被擦伤，即未经包皮环切的男性比经包皮环切的男性有更高的感染 HIV 的危险性，建议包皮过长者和包茎的男性行包皮环割手术。建议特殊行业人员及同性恋者定期进行艾滋病自愿咨询检测以预防艾滋病。

五、衣原体感染的预防

沙眼衣原体是一种细胞内寄生的微生物，可通过性行为而传播，引起多种感染，如男性的尿道炎、附睾炎，女性的宫颈炎、输卵管炎，并可继发不育。

预防措施包括推迟首次性交年龄，减少性伴侣数量，慎重选择性伴侣，使用屏障避孕如避孕套等。

六、孕妇和青少年性传播疾病的筛查

高危孕妇（如来自高发病率地区或年龄小于 25 岁的孕妇）要筛查沙眼衣原体感染和淋病感染。宫颈癌筛查与非孕期相同。对年龄小于 25 岁的青少年筛查 CT 感染和 NG 感染。鼓励有性生活史和应用毒品的青少年筛查 HIV。

七、若受到性侵犯/虐待时应怎样预防性传播疾病？

滴虫病、细菌性阴道病、淋病和沙眼衣原体感染是性侵犯/虐待引发的最常见的感染。女性受害者也有感染人乳头瘤病毒（HPV）的风险，推荐 26 岁以上女性接种 HPV 疫苗。

受到性侵犯/虐待时，建议到医生处进行初次检查，内容如下：检测沙眼衣原体和淋病奈瑟菌感染；尿道或阴道拭

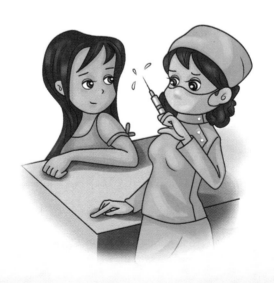

子湿涂片或床旁检测滴虫病和外阴阴道假丝酵母菌病感染；评估 HIV 感染、HPV 感染和梅毒。如果初次检查阴性但未进行治疗，应在受到性侵犯 / 虐待后 1~2 周内复查以上项目（因性侵犯 / 虐待所致感染，其微生物量可能不多，有时在初次检查时未被检出，部分可在随访检查时检出）。如已治疗，只要有症状，就应该进行再次检测。即使梅毒、HIV 初次测试阴性也不能排除感染，在出现症状时，6 周、3 个月、6 个月后进行复查。在完成性传播疾病预防性治疗前避免性生活。

推荐 9 ~ 26 岁女性受害者和 9 ~ 21 岁男性受害者注射 HPV 疫苗。对那些未接种 HPV 疫苗或未完全接种疫苗的男同性恋者，推荐注射疫苗的年龄可超过 26 岁，在性侵犯受害者首次检查时给予 HPV 疫苗接种。

腮腺炎为何能引起男性不育

一、小时候患腮腺炎会影响成年后生育功能吗？

我们在生殖门诊经常见到这样的情况：收治的男性不育患者中有很多在孩童时期曾患过腮腺炎。那么有很多人不禁要问，小时候患腮腺炎怎么还能影响成年后生育功能呢？这还要从腮腺病毒与人体器官的作用说起。

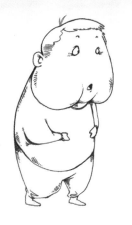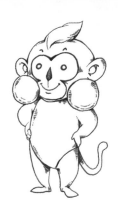

二、流行性腮腺炎是什么？

　　流行性腮腺炎是由腮腺炎病毒引起的一种急性的儿童多发的呼吸道传染病，成年人偶发，以腮腺非化脓性炎症、腮腺区肿痛为临床特征，可以侵犯各种腺体组织和神经系统，导致脑炎、睾丸炎、卵巢炎等。流行性腮腺炎最常见的症状是腮腺肿痛，双侧比单侧更为常见，平均在病毒感染 16 ~ 18 天后出现症状。腮腺肿痛可能早于发热、头痛、肌痛、食欲缺乏等非特异性症状数天出现。

三、腮腺病毒与睾丸组织有什么关系？

　　流行性腮腺炎通过飞沫传播，经常伴有病毒血症，病毒血症导致许多其他腺体和组织受累。睾丸炎是流行性腮腺炎的常见并发症。简单来说就是腮腺病毒与睾丸组织具有特异的亲和力，它常可以侵犯睾丸组织，使睾丸产生急性和慢性炎症，从而使睾丸萎缩，丧失产生精子的能力而导致不育，并且，这种损伤是不可逆的。据统计约 37% 的青春期流行性腮腺炎患者会发生睾丸炎，而因腮腺炎引起睾丸炎的患者中，又有 1/4 可发生不育症。

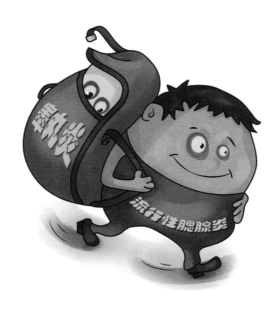

四、腮腺炎是怎么引起睾丸炎的？

睾丸往往在腮腺炎发作后的 3 ~ 7 天被累及，出现病毒性睾丸炎，发病率达 5% ~ 37%。起初多是单侧睾丸，几天内约有 1/3 的患者可波及对侧睾丸，约 50% 的患者在感染一年内发生不同程度的睾丸萎缩。睾丸间质细胞和生殖细胞都可能发生病理改变，导致睾丸激素生成减少和生殖能力减弱。

五、如果发现自己的儿子患上腮腺炎，抓紧时间治疗！

腮腺炎又叫"猪头风"、"田鸡胖"，好发于 4 ~ 15 岁男性儿童。在这里提醒各位家长，如果发现自己的儿子患上腮腺炎，不要以为小孩耳朵下肿几天，发点烧，不严重，以为大夫说的话是危言耸听，这可能关系到你的后代，所以一定要抓紧时间治疗，不可大意。

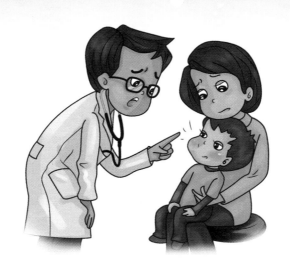

六、腮腺炎的治疗方法

我国已实行了计划免疫，在儿童时期即注射"麻疹"、"风疹"、"腮腺炎"疫苗，本病的发病率近年来有明显减少的趋势。但是尽管如此，腮腺炎的有效治疗和对睾丸炎的预防也不能松懈。

目前腮腺炎的治疗原则以保守治疗为主，也就是说要控制感染、保持腮腺导管畅通以及提高自身免疫力。常用方法有抗生素治疗、腺体按摩、促唾液分泌以及免疫治疗等。对于大多数患儿来说，其病情均可在青春期左右自愈。所以，应该给予一些预防性的措施来减少疾病的发生，包括卫生宣教，加大腮腺炎治疗和预防的宣教力度，还应该鼓励患儿多饮水，勤漱口、保持口腔卫生，可以多吃一些促进唾液分泌的酸性食物。

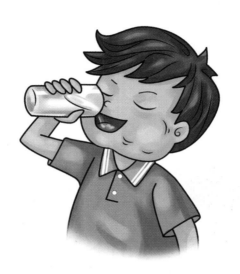

腮腺炎急性期的治疗原则主要是减轻症状，防止腺体实质受损，避免并发症出现，抗生素和镇痛剂等都可以有效缓解和改善症状。传统的手术治疗包括鼓丛神经切除术、导管结扎术和腮腺切除术等。但是后来证实这些手术方法极易发生面瘫、瘢痕等并发症，因此临床应用已经非常少。随着内镜技术的发展，现在内镜介入也成为治疗的方式之一。药物治疗常见的药物有：双黄连、柴胡注射液、西咪替丁、新癀片、疮疡膏以及双嘧哒莫等。双黄连由金银花、连翘、黄芪组成，是中药制剂的一种，具有抗菌、抗病毒、抗感染的作用，疗效确切，剂量稳定，毒副作用弱。柴胡在中医上属于治疗少阳经病之要药，效果很好。西咪替丁联合其他药物可以抑制致敏淋巴细胞及组胺等炎性介质，可以减轻炎症反应，并且具有退热、清肿以及止痛的作用。新癀片可以清热毒、消炎止痛、散瘀消肿。另外，使用冰硼散敷于腮腺肿处，或者仙人掌捣成糊状外敷肿处，均有很好的治疗效果。

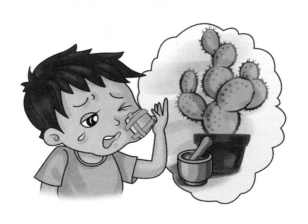

恶性肿瘤对生育力的影响

恶性肿瘤的发病率在过去几十年间显著增加，目前恶性肿瘤已是人类主要死亡原因之一，已成为一个重要的公共健康问题。近期统计资料显示，在我国城市居民疾病死因中居第一位的便是恶性肿瘤。而由于现代医学的进展，恶性肿瘤患者的生存率越来越高，生存期不断延长，加上经济的发展以及传统观念的变化，中国生育年龄妇女的结婚和准备受孕年龄越来越晚，而各种肿瘤的发病越来越趋于年轻化，这些都导致尚没有生育的恶性肿瘤存活者越来越多。年轻肿瘤患者常见的病理类型包括黑色素瘤、淋巴瘤、白血病、乳腺癌和宫颈肿瘤。育龄期女性乳腺和生殖系统肿瘤比较多见，这些恶性肿瘤的生存率在不断提高，但卵巢功能衰竭却很难避免。大家不要觉得恶性肿瘤只要不是发生在生殖系统就不会对生育带来影响，其实恶性肿瘤本身以及恶性肿瘤的治疗都会对生育功能造成极大损伤。

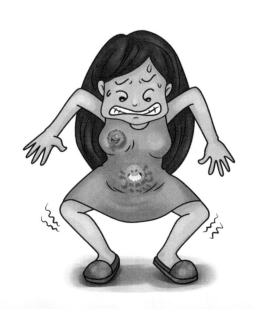

　　肿瘤在学术上的概念是机体的细胞异常增殖形成的新生物，是细胞生长调控发生严重紊乱的结果。在古代人们就已经注意到肿瘤这一类疾病，但那时人们对肿瘤的发生机制并不清楚。随着医学的发展，人们对肿瘤形态、生物学特点和病因等都有了越来越深入的了解。肿瘤大致分为良性肿瘤和恶性肿瘤。良性肿瘤指的是生长缓慢、没有侵袭性或者侵袭性很弱、不从原发部位播散到身体其他部位、对人体危害相对较小的一类肿瘤。而有些肿瘤生长迅速，侵袭性强，可以从原发部位播散到身体其他部位，对人体的危害极大，医学上称为恶性肿瘤。从学术角度来说，来源于上皮组织的恶

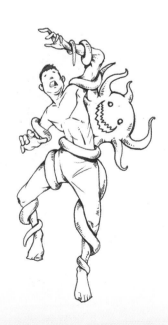

性肿瘤称为癌，而来源于间叶组织的恶性肿瘤称为肉瘤。所以，从病理学角度严格说来，恶性肿瘤包括癌和肉瘤。但是平时人们所谓的"癌症"，是对所有恶性肿瘤的泛指，包括癌和肉瘤。

一、恶性肿瘤对女性生育力的影响

恶性肿瘤与妊娠的作用是相互的。恶性肿瘤对妊娠有重要影响：肿瘤的某些临床症状会影响进食，而肿瘤患者消耗增多、肿瘤对孕妇的精神压力等都会造成孕妇营养不良，从而影响胎儿在宫内的发育，严重时诱发流产、早产、胎儿生长受限、低体重儿的发生率增加，围生儿死亡率高。另外，孕期的巨大生理性改变又会对恶性肿瘤产生一些影响：妊娠

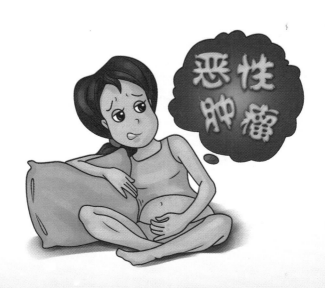

期特殊的生理性改变可能会掩盖肿瘤的病情，造成误诊、漏诊从而延误肿瘤的治疗；妊娠本身对某些恶性肿瘤也具有促进发展的作用；妊娠期盆腔丰富的血流和淋巴引流也为恶性肿瘤细胞的生长创造了有利条件。

下面我们来看恶性肿瘤治疗对女性生育功能的影响。我们已经提到女性生殖内分泌受到下丘脑 - 垂体 - 性腺轴的调节，还受到储备卵细胞数量的限制。简单来说，女性在胚胎期至生后不久形成始基卵泡，这是女性的基本生殖单位，也是卵细胞储备的唯一形式，至青春期时只剩下 30 万个左右。这个过程不依赖于促性腺激素的作用。而女性在青春期开始

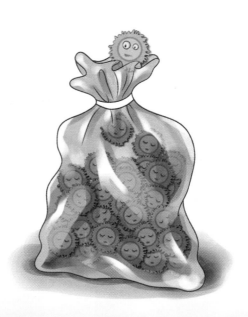

到绝经前，卵巢在形态和功能上都发生周期性的变化，这个过程依赖于促性腺激素的刺激，每个月有相当数量的卵泡发育，但仅有一个成为优势卵泡，其他的则闭锁退化。女性一生只有 400 ~ 500 个卵泡发育成熟并排卵。

恶性肿瘤的治疗损害女性生育功能的关键在于卵子发生过程中细胞有丝分裂和减数分裂受到影响。

1. 化疗对生育功能的影响　化疗可导致卵巢功能损害和卵巢早衰。这种影响与肿瘤药物种类、患者年龄、用药剂量及用药时间等密切相关。环磷酰胺是最常见的可以导致停经的化疗药物，严重者可以引起卵巢早衰。因此，有学者将化疗药物分为三类：一是具有明显性腺毒性的药物，主要是烷化剂；二是对性腺毒性小的药物，如甲氨蝶呤、氟尿嘧啶；三是对性腺毒性不确切的药物，如顺铂。化疗可以导致月经

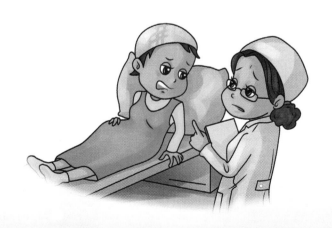

异常，包括化疗相关性停经和月经减少，发生率为 50% 以上，与年龄密切相关，36 岁以上女性发生率约 90% ~ 100%。化疗药物引起的不孕症分为原发药物性不孕症（主要是药物对性腺的直接毒性或脑垂体促性腺激素的间接影响）和继发性不孕症（药物对受孕能力或性欲等影响）。化疗可引起生育期肿瘤患者卵巢早衰、早期绝经、闭经等生育力损伤，引起患者不孕。化疗结束后恢复月经的年轻妇女可妊娠并达足月，虽有报道化疗后产生的后代出现胎儿畸形，但发生率较低，故总体认为对实体肿瘤患者，化疗可能对后代产生影响，但影响较小。

2. 放疗对生育功能的影响　放疗对下丘脑 - 垂体轴、子宫及卵巢都有影响，可以引起多种内分泌疾病，如垂体功能降低和高催乳素血症，导致闭经、不育、黄体功能缺陷，后者是流产的常见原因。盆腔和腹腔放疗导致卵巢储备减少，其严重程度也与放疗剂量、患者年龄有关。放疗对子宫的损伤包括让子宫血供受到影响，不利于细胞滋养层的侵袭种植，血供减少；还会对肌层产生损害导致子宫形态改变和体积降低，引起流产、早产等。颅脑放疗可直接引起性腺轴功能异常、激素水平紊乱，导致月经异常和不育。

二、恶性肿瘤对男性生育力的影响

男性青少年恶性肿瘤发病率最高的前 5 位分别是白血病、

脑肿瘤、淋巴瘤、骨肿瘤和鼻咽癌。睾丸癌占男性青少年恶性实体瘤的2%。男性恶性肿瘤治疗引起不孕不育的危险因素有很多，包括手术、化疗和放疗等，均可以扰乱正常的生育能力。

1. 手术　手术是导致不孕不育的一个潜在的医源性危险因素。前列腺切除术、膀胱切除术等都可能损伤交感神经和副交感神经。手术也可能间接影响男性生殖器勃起和射精能力。睾丸切除会造成无精子症。

2. 放疗　男性睾丸组织对辐射非常敏感，即使很低剂量的辐射也会引起短期少精子症。

3. 化疗　化疗药物对男性睾丸组织造成损害，与化疗药物种类和剂量相关。化疗对精子的影响是长期性的。另外白血病患者经过治疗后病情好转，部分患者需要接受造血干细

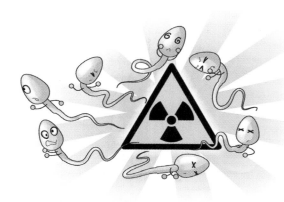

胞移植，这存在很高的生殖风险，因为移植前需采用大剂量化疗或全身放疗，可能造成青春期迟滞以及青春期后的无精子症。

所以，恶性肿瘤患者的生活质量和生育子代的愿望应该是疾病治疗过程中应该考虑的问题。随着生育力保存技术的发展，国际和国内重视恶性肿瘤患者治疗前保留生育能力的呼声越来越高。所以，临床医师在治疗恶性肿瘤患者时，应同时重视保留他们的生育能力。

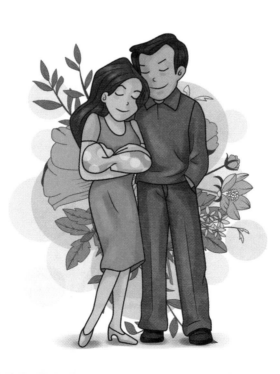

年龄对生育力的影响

最适宜的生育年龄

　　毋庸置疑，年龄是影响生育力的重要因素之一。从优生优育角度讲，选择最适宜的生育年龄是科学的，可以提高生育的质量，摒除不利因素。

女性最适宜的生育年龄

　　首先，对于女性，从医学角度来说，18~45 岁的妇女被视为育龄妇女。其实，女性初潮以后就有了受孕的能力，45 岁以后生育的妇女现在也不鲜见了。只不过，18 岁以前与 45 岁以后的妇女排卵不规律或卵子发育不好，受孕概率

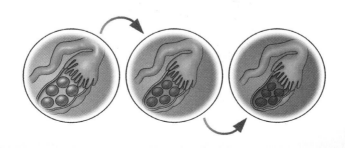

较低。研究表明，育龄妇女如果不避孕，同居3个月约57%
受孕；同居6个月，70%左右受孕；1年为85%，而2年为
93%。与男性相比，年龄对女性生育力的影响要明显得多。
随着年龄的增长，卵母细胞质量、卵巢功能会出现生理性下
降，不育的机会也会随之升高。

一般来说，女性怀孕年龄在25~30岁最为适宜。中国
妇女身体各器官、系统发育成熟要到24~25岁。这一时期
卵子质量高，若怀胎生育，分娩危险性小，胎儿生长发育好，
早产、畸形儿和痴呆儿的发生率最低。过早生育如20岁以
前，胎儿与发育中的母亲争夺营养，对母亲健康和胎儿发育
都不好，难产率及孕产期并发症的发生率均相应增加，而流
产、早产及胎儿畸形率也高。遗传学研究表明，母亲年龄过

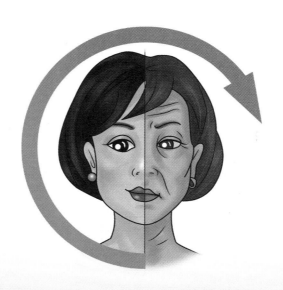

小，自身尚未完全发育成熟，对孩子的发育存在不良影响；另外从培养的角度讲，父母社会经历的薄弱也会直接影响儿童的智力教育。但过晚生育也不好，如果35岁生第一胎，即为高龄初产妇，高龄妇女的卵细胞受各种环境因素的影响逐渐老化，在卵细胞进行减数分裂的过程中，易发生染色体不分离而造成卵细胞染色体数目异常，此类卵细胞受精后，可发育成染色体病患者，如先天愚型。据调查统计，先天愚型儿发病率在25～29岁的产妇中为1/5000，在30～34岁约为1/900，在35～39岁约为1/250，而在45岁以上可高达1/40；同时，高龄孕妇的难产率明显提高，对母婴均不利。

英国牛津大学公共卫生系高级研究员塞西莉亚·帕培尔

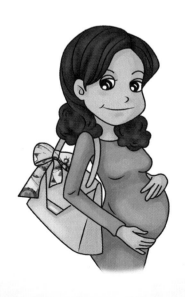

是生殖方面的专家，她告诫女性，一旦超过 35 岁，她们的生育能力就会降低。因此，她建议女性 30 岁前生第一胎，这样万一出现问题，还有时间和办法补救。

另有学者对居住在美国与加拿大交界地区的一个部落进行了研究。在那里，避孕是被禁止的。在接受调查的 209 名妇女中，仅有 5 名没有生育过；在生育过的妇女中，34 岁以后 11% 的妇女不育；40 岁后 33% 不育；44 岁以后 87% 不育。可见，女性生育力随年龄增大下降，40 岁以后更明显。

男性最适宜的生育年龄

虽然男性的生育年限比女性长得多，几乎持续终生，但从优生角度看，还是有最佳年龄段的。

男性的生育能力与睾丸生精能力、精液数量、精子数量、活动能力等都有关系。从理论上讲，在没有特殊原因的情况下，男性一辈子都可以拥有精子，都可能生育，但随着男性年龄的增长，身体机能下降，再加上炎症、饮食、环境的影响，睾酮水平降低，附睾液分泌减少，精子缺乏营养，就会影响精子的成熟，男性的生精能力会减弱，使得女方受孕的概率逐步降低，50 岁以后会明显下降。并且，大龄男性生出先天缺陷或先天疾病子女的概率也会相应增加。所以男性想要孩子，要尽量减少不良生活习惯，最好在生育能力最好的黄金年龄尽早生育。女人们对于当大龄产妇大多心生恐惧，一是自身怀孕风险增高，二是担心生下来的孩子不健康。其实，大龄老爸对生殖和胚胎的影响也远超人们的想象，父亲年龄对孩子的健康也同样重要。科学研究已经证实，30～35岁的男子，其精子有最强大的生命力，最宜生育。一旦闯过了最佳生育年龄的红线，大龄的父亲可能会给孩子带来不良的影响。

实际上，男性生育年龄若超过50岁，将会给优生带来诸多麻烦甚至灾难，故"老爸爸"实不可取。医学家为"老爸爸"列出的"罪状"主要有如下几条：①削减妻子的生育力：研究资料显示，男人35岁以后，使妻子怀孕的概率每年下降3%。45岁以上的男性比35岁以下者，让一名女性怀孕所需的时间会延长5倍。②增加妻子的流产风险：根据对5000名孕妇的跟踪调查，丈夫年龄大于35岁的孕妇在怀孕后2～4个月间，出现自发性流产的概率增加30%。50岁男性与20岁男性相比，妻子出现自发性流产的风险要翻一番。③增加孩子患病甚至死亡危险：统计数字表明，孩子的患病率与死亡率随着父母的年龄增大而增加，迄今已发现大约有20种不同的疾病与父亲的衰老有关。列在黑名单上的有：畸形（父亲年过40岁后得子，其子女的畸形率是"年轻爸爸"的2倍）；先天愚型（又叫21-三体综合征，是一种以智力低下为主要表现的染色体疾病）；1型糖尿病（又称胰岛素依赖型糖尿病，父亲的生育年龄每增加5岁，则孩子与之结缘的概率增加 9%）；前列腺癌、软骨病（是一种由于软骨发育不全导致的遗传性骨病）；精神病（50 岁以上男性生育的孩子患上精神分裂症的可能性几乎是 50 岁以下的男性所生育孩子患病可能性的 3 倍）等。

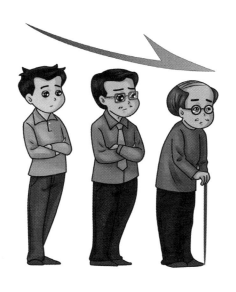

　　一般来说，男性最适宜的生育年龄是 30 ～ 35 岁。30 ～ 35 岁的男性各个方面都非常成熟，身体素质好，事业稳定，经济状况良好，养育孩子条件优越。法国遗传学家摩里士的研究成果表明，年龄在 30 ～ 35 岁的男人所生育的后代是最优秀的。摩里士说，男性精子质量在 30 岁时达到高峰，然后能持续 5 年的高质量。在父亲 30 ～ 35 岁年龄段出生的小孩智力最优、最聪明，精子的活力最好，有最强的生命力。而过了 35 岁，精子质量就呈现了下降的趋势。法国一位叫做歇洛兹的教授，调查了该国 2000 名军人，发现那些在父亲 30～35 岁年龄段出生的孩子，在智力测验中所获得的分数最高。他的结论也证明了 30～35 岁的男子，其精子有最强大的生命力，最宜生育。据美国《医学日报》报道，35 以上的父亲生的孩子体重较轻，胆固醇水平会更高。发表在《临床内分泌学期刊》上的一项研究选取了 277 名年龄在 3～12 岁的儿童，他／她们的父亲在孩子出生时的年龄为 19～52 岁。结果显示，与 30 岁以下的父亲所生的孩子相比，31 岁以上父亲的孩子平均身高要高出 2 厘米；35 岁以上父亲的孩子体质指数更低，血液中低密度脂蛋白的含量要高出 21%，这可能增加孩子未来患心血管疾病的风险。

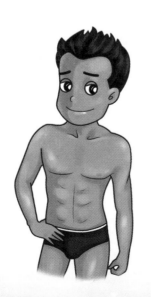
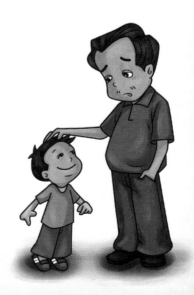

优生依赖于男女双方，故讲求夫妻生育年龄的最佳组合最为关键。法国科学家称道的最佳优化组合年龄段是：女性25～30岁，男性30～35岁；同时，夫妻生育最好有一个年龄差，即爸爸比妈妈大6～7岁为宜。理由是：这个阶段的女性身心发育成熟，卵子质量高，男性的精子素质也处于顶峰状态，并有持续5年的高质量，可谓珠联璧合，若怀胎生育，并发症少，分娩安全度高，早产、畸形儿和痴呆儿的发生率最低，生下的孩子也更健康、聪明。

低龄对生育的影响及低龄孕妇的危害

从优生优育学角度来说，生育存在最适宜的生育年龄。近年来，随着社会人群健康与营养改善，性成熟明显提前，且性解放、性自由思想的冲击及一些传播媒介的误导，促使青少年性行为增加，如无正确的保护措施则易导致低龄孕妇的出现。低龄孕妇一般指分娩时年龄低于20岁的孕妇，为高龄孕妇（≥35岁）的相对概念。社会的发展催生了孕妇年龄段的两极分化：高龄孕妇与低龄孕妇。目前，低龄产妇所占比例呈现逐年增高趋势。那么低龄对生育功能有哪些影响和危害呢？

对于女性来说，11～20岁属于青春发育期。这个时期的

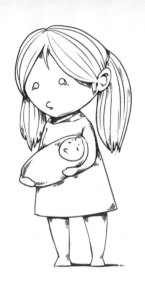

生理特点是身体及生殖器官发育很快，第二性征形成，开始出现月经。

1.全身发育　随着青春期的到来，全身各器官生长迅速，逐步向成熟过渡。

2.生殖器官的发育　随着卵巢发育与性激素分泌逐步增加，生殖器各部分也有明显变化，称为第一性征。外生殖器从幼稚型变为成人型，阴阜隆起，大阴唇变肥厚，小阴唇变大且有色素沉着，阴道的长度及宽度增加，阴道黏膜变厚，出现皱襞；子宫增大，尤其子宫体明显增大，使子宫体占子宫全长的 2/3；输卵管变粗，弯曲度减少；卵巢增大，皮质内有不同发育阶段的卵泡，使表面稍有不平。

3.第二性征 是指除生殖器官以外，女性所特有的征象。此时女孩的音调变高，乳房丰满而隆起，出现腋毛及阴毛，骨盆横径的发育大于前后径的发育，胸、臀部及大腿的皮下脂肪增多，显现了女性特有的体态。

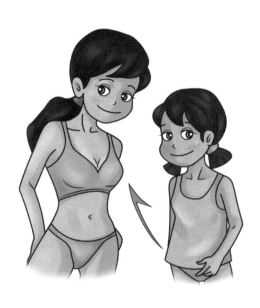

4.月经来潮 月经初潮是青春期开始的一个重要标志。由于卵巢功能尚不健全，故初潮后月经周期也无一定规律，需经逐步调整才接近正常。

青春期的女性主要处于性发育、性成熟和身体的生长发育阶段。尽管女性在出现月经之后就已具备生育能力，但从生理上而言，女性的生殖器官一般在 20 岁以后才会逐渐发育成熟，而全身骨骼如牙齿钙化，出齐智齿等则要等到 23

岁以后才能完成。如果女性过早生育，正在急速发育中的母体就不能及时供给胎儿生长发育所需要的大量营养物质，如蛋白质、碳水化合物、维生素、无机盐、微量元素等，以致影响胎儿体质和智力发育。

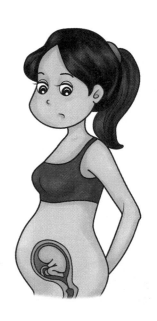

　　男性与女性相比进入青春期较晚，通常滞后两年左右。青春期是男子成长发育的最佳时期。无论在形态上，还是生理上，都有较大改变。除身高、体重猛增外，主要是第二性征发育，如声音变粗，胡须和腋毛开始长出，生殖器官也逐渐向成熟的方面发展，长出阴毛，睾丸和阴茎增大，性腺发育成熟，并开始有遗精现象。尽管男性不需要孕育个体，但是研究表明年龄不满 20 岁的男性所产生的精子发生基因突变的概率大，进而会生育有健康问题的子女。

不论是从男性还是女性的生理角度，低龄都不是生育的恰当时机。如果在这个年龄怀孕，对孕妇都有哪些潜在危害呢？

1. 低龄孕妇仍处于生长发育期，过早怀孕势必会造成胎儿同处在发育中的母体争夺营养，使母婴双方都不能健康生长，并且分娩时容易出现软产道裂伤、产后出血、胎盘早剥等产时并发症，造成母婴死亡率增高。

2. 青春期发育期"下丘脑 - 垂体 - 卵巢轴"发育还不健全，若在此时怀孕，容易导致内分泌功能不健全。由于早期的胚

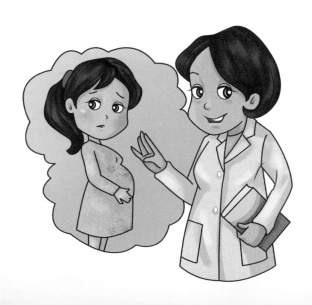

胎发育依赖于黄体功能的维持，内分泌功能不健全，黄体功能也会受到影响，易导致流产。

3.大量资料表明，女性如果生育太早，全身各器官尤其是生殖器官和骨盆还没有完全发育成熟，对怀孕、分娩的额外负担承受能力较差，不利于母婴健康，容易发生胎位不正、胎儿发育不良及产后子宫收缩无力。

4.低龄产妇易合并妊娠高血压（是先兆子痫、子痫的症状之一）、缺铁性贫血、胎儿早产、胎儿子宫内生长迟滞、胎儿骨盆不对称、先天畸形、胎儿体重过低、增加胎儿围产期死亡率等。

5.临床发现，低龄产妇通常也是烟瘾、毒瘾、性病的高

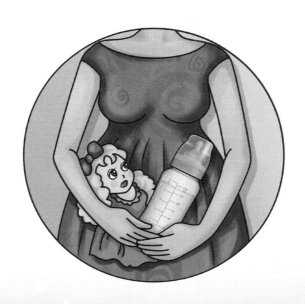

危险人群，因此胎儿易染上先天性梅毒之类的疾病，或新生儿猝死综合征，其中以新生儿感染最为常见。

6.低龄孕妇在妊娠与产后均面临社会舆论压力与经济承受能力等各方面压力。妊娠作为低龄孕妇遭遇的重大生活事件，其压力形成往往表现为担忧孕期体形或身材的改变、父母角色的认同感、分娩过程中自身与孩子的安全性、自己的疼痛感、孩子缺陷与否以及剖宫产等事件。这些压力性生活事件导致低龄孕妇易发生不同程度的抑郁。

另外，大多数低龄女性在怀孕后会选择流产，这也势必会提前透支女性的生育能力。

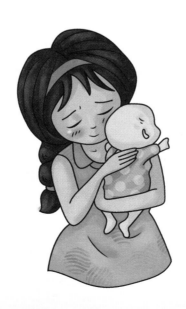

　　综上所述，应强调低龄孕妇适当延后妊娠年龄，加强孕期健康教育、健康筛查及心理调适，同时做好低龄孕妇的产后保健工作。

高龄对生育的影响及高龄孕妇的危害

　　生活环境的改变、生活压力的增加易造成生育年龄的后移。也有不少年轻夫妇在结婚后迟迟不愿生育，到了 30 多岁随着夫妻感情的变化，又改变主意。二孩政策的开放，又将促使更多的高龄夫妇加入高龄生育的大军。目前，高龄生

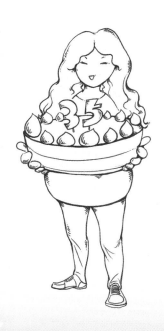

育问题日益凸显。

医学上把生产时满 35 岁的产妇称为"高龄产妇"。那么年龄大了会有什么问题呢？

一般女性在 35 岁以后，身体便开始出现老化现象，卵巢功能也随之减退，卵子质量会变差，染色体异常的发生概率越来越大。随着更年期的逐渐来临，女性月经周期也变得不规律。阴道分泌物会变得愈加黏稠，精子难以通过。子宫内膜可能会变得更薄，受精卵难以着床。高龄产妇的骨盆、韧带和肌肉的弹性较差，体力也较差。随着年龄增大，一些疾病可能会损害生殖器官，或因治疗不当而恶化。这些疾病

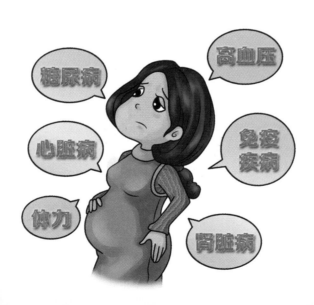

包括子宫内膜异位症、多囊卵巢综合征、衣原体感染等。同时年纪越大，发生糖尿病、高血压、心脏病、肾脏病、自体免疫疾病的概率会更高一点。

这些生理上的改变使得高龄妇女面临各种生育问题。那么是不是说男性高龄对生育功能就没有影响了呢？

男性生育力一般指的是睾丸功能，当然阴茎的勃起功能也发挥关键作用。进入青春期的男性睾丸开始逐渐变大，并产生精子。18 岁左右，生殖器官及第二性征发育成熟，生育能力随之达到巅峰。女性出生时卵巢内储备卵泡数目是固定的，一生逐渐消耗。男性睾丸内却由于有精原干细胞的存在，可以一直繁殖分化精子。可谓生命不息，造精不止。男性精子由睾丸内的精原干细胞分化而来，理论上男性一生均可产生精子。

正常男性的生育能力可维持很长时间，有学者认为一直要到 55 岁以后，其生育能力才逐渐减弱。50 多岁的男子检查睾丸还很有弹性，睾丸体积也未见缩小，60 多岁以后，睾丸才逐渐变软、体积缩小，精子总数、活力、正常形态率开始呈下降趋势。随着男性变老，血清睾酮浓度明显降低，这种下降有时称为"男性更年期"，专业的名称为"迟发型性腺功能减退症"。随之出现一些与睾酮缺乏的症状，如盗汗乏力、性欲减退、性功能下降等，从而使生育力下降。与其说是生育能力的下降，还不如说是性功能的下降。

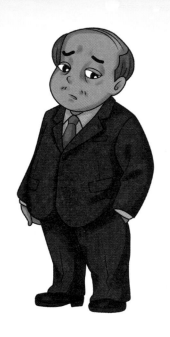

　　男性年龄大有一定好处，比如他们拥有的较高经济和社会地位，会为子女创造更好的成长环境。但随着男性年龄增大，其生殖细胞染色体畸变和突变累积发生率逐渐升高，36～57岁男性的精子DNA碎片指数是35岁以下男性的3倍。有部分研究者认为其与妊娠率下降、自然流产率上升以及低体重儿出生率升高有关。研究还发现，儿童期的脑癌、眼癌及白血病也可能与精子基因突变有关。

　　不论是男性还是女性，高龄都已错过了生育的最佳时机。女性作为生育后代的承载体，如果在这个年龄怀孕，对孕妇会有怎么样的潜在危害呢？

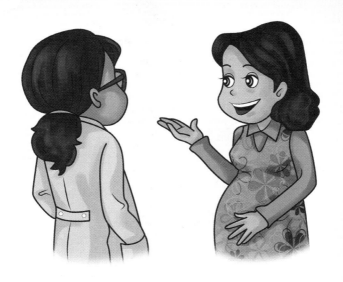

1.不孕的可能性增加　据统计，二十几岁的已婚妇女在性生活正常的情况下大约有不到10％的人在一年内无法怀孕；对于30岁出头的女性，这个数字为15％；接近40岁的女性则是28％。如果她的丈夫也已超过40岁，怀孕就会变得更加困难，因为40岁以后的男人生育能力已开始衰退。因此，三十多岁的女性更应该注意避免子宫内膜异位症及生殖系统感染性疾病等常见的不孕症病因，如果染上了这类疾病要在怀孕前及时治疗。

2.流产率增加　二十岁出头的孕妇有大约15％的人会遭遇流产；对于40岁的孕妇来说，有25％的人会遇到这种情

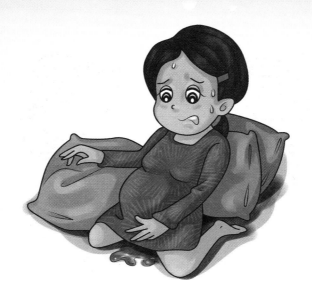

况；而 45 岁以后，将有一半的孕妇易于流产，与 20～29 岁的年轻孕妇相比，自然流产率增加了 3 倍。

3. 怀孕的风险增加　年龄偏高的女性怀孕更容易引起高血压和糖尿病，这些疾病同时也会给怀孕带来危险。不过一项研究表明，40 岁以上的妇女只要体重不超重，就不会比年轻女性更容易得孕期高血压。年龄超过 35 岁的孕妇，妊娠后期易并发妊娠高血压综合征，致使胎儿宫内生长发育迟缓，死胎、死产的发生率、难产率、围产儿死亡率，以及感染的概率也随之升高。据统计，高龄初产妇的妊娠高血压综合征发病率约为年轻初产妇的 5 倍。

4. 分娩更加困难　由于高龄产妇的宫颈一般比较坚韧，

骨盆、韧带和肌肉的弹性较差，开宫口慢，体力也较差，自然生产困难，难产或剖宫产的概率也相对提高。剖宫产在高龄产妇中更加普遍。在二十几岁的产妇中，剖宫产的概率只有不到10%，而35岁以上产妇剖宫产的概率则达到25%以上。

5.胚胎畸形的概率增高　过晚怀孕，卵子质量下降，胚胎畸形的概率增高。孕妇年龄接近40岁或超过40岁，胎儿畸形率较高。据国内有关统计，母亲生育年龄不超过30岁者，其孩子出生缺陷率为5.93%，大于30岁者，其孩子出生缺陷率为7.71%，大于35岁者，缺陷率更高。

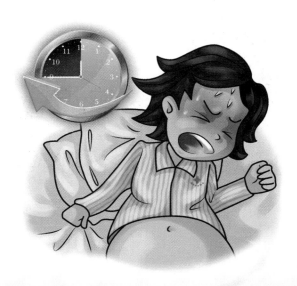

6.产后恢复较慢和育儿精力下降　35 岁以后生育，年龄越大，产后恢复就越慢，育儿方面的精力也显著下降。重返工作岗位后，高龄产妇自己年迈的父母也较难有精力帮助分担一些照顾孩子的责任，这一切都是现实中需要面对的问题。

7.高龄生育还能导致自身出现癌变　新近的流行病学调查资料表明，35 岁以上初次生育的女性，乳腺癌的发生率

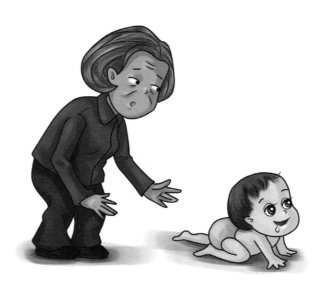

比 30 岁以前首次生育者大大增加，首次生育年龄越大，乳腺癌的发生率就越高。

综上所述，高龄生育不仅给孕妇本身带了更多的患病风险，同时也使患儿的畸形率显著提高，进而造成潜在的家庭、社会问题。高龄产妇要生下健康的小宝宝，必须比二十几岁的产妇更加精心地呵护自己和胎儿。

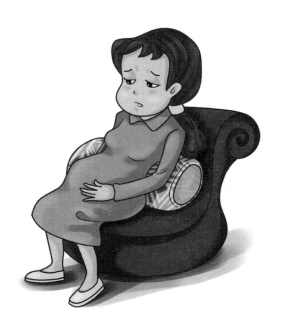

其他因素对生育力的影响

当前我国性教育和性健康还没有得到足够重视。青春期年龄提前与生育年龄普遍延迟的矛盾比以往更突出，即发育早、性能力早、性成熟早而结婚、生育晚，由此产生诸多问题。大部分男性和女性性成熟后要经历 10 年左右才能进入婚育角色。在这十年至十几年中，每位青少年的性卫生、性生理、性心理、性取向、性道德、性健康等各个方面如何成

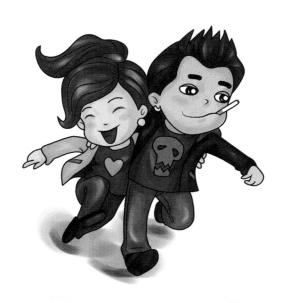

熟、定形，对其一生的生育能力会产生重大影响。近年来，我国婚前性行为愈发普遍及年轻化，同时存在避孕意识淡薄，性卫生状况不洁，多个性伴侣等不良性行为，均对育龄女性生育力造成损伤。避孕方式的选择受年龄、教育水平、生育情况和性生活情况影响。据调查排在前三位的避孕方式分别为避孕套、安全期和体外射精。后两种方式不仅会造成未婚人群的人工流产率明显上升，并且也导致生殖系统感染增多。据报道上海未婚女性人工流产率上升至 57.7‰。婚前性行为低避孕率、高流产率等将导致今后生育困难。

人工流产伴随一系列可能的并发症，如生殖系统感染、大量出血、血栓栓塞、子宫穿孔和宫颈裂伤等，均可对生

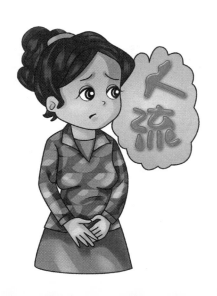

育力造成长期性的严重损害。手术操作所致的盆腔感染导致
3%～5% 的流产患者不孕，同时流产后感染使异位妊娠发病
率增加 5～8 倍。正常宫颈较硬、紧密闭合，人工流产行宫
颈扩张可导致宫颈撕裂伤，造成患者宫颈功能不全，增加
中、晚孕期重复性流产的发病率。一些性传播疾病或者妇科
疾病，在发生早期没有得到及时治疗干预，可能导致严重
的生殖器官受损，影响生育。

育龄妇女性行为是 HPV 感染的主要途径。据北京大学
第三医院资料，HPV 感染降低自然妊娠、宫腔内人工授精、
卵细胞胞浆内单精子注射妊娠率，增加流产率。尤其是在医
疗条件及性卫生普及不完善的农村地区，性交叉感染疾病由
于病程缓慢，容易被人们忽视，或者由于观念的限制羞于向
医者倾诉而不进行治疗，传染性伴侣造成反复感染，以致耽

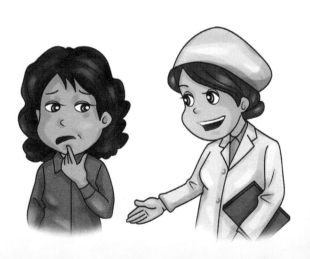

误治疗。因此医护人员及国家卫生计生机构应加强对育龄女性的性教育宣传力度，尤其是对未成年未婚女性，努力提高其避孕意识及对科学避孕的认识，使了解避孕知识、获得避孕工具的渠道通畅，帮助未婚群体选择合适的避孕方式，减少流产及再次流产情况的发生。

多囊卵巢综合征是一种可导致女性继发性闭经和不排卵性不孕的代谢紊乱性疾病，由于高雄激素等代谢、内分泌紊乱导致患者脂肪堆积。肥胖与多囊卵巢综合征存在相互促进的作用，肥胖患者的胰岛素抵抗及高胰岛素血症促进多囊卵巢综合征的进展，长期摄入高热量食物将导致肥胖，造成受孕困难，怀孕后并发症增加等。不仅过度肥胖会导致受孕困难，过度节食减肥同样也会导致不孕症。盲目过度减肥有可能导致内分泌紊乱、月经周期失调、排卵停止。过度节食所带来的营养不均衡、微量元素严重缺乏也会影响生育力。尤其是年龄超过 30 岁的女性，生育力本身已经下降，更要谨慎减肥。

经常熬夜、不按时按量进餐、烟酒成瘾、过量摄入咖啡因、长期玩电脑游戏等，这些不良生活习惯严重影响人体的稳态平衡和健康，对生殖系统也有直接危害。经常熬夜扰乱生物钟，而进餐不正常导致营养不全，这些都会造成内分泌紊乱，从而影响正常排卵和精子生成。吸烟会增加精液白细胞的数量，此外，内分泌功能可能受到吸烟的影响，比如黄体生成素和促卵泡激素水平降低，从而导致睾酮减少。吸烟也可能影响卵巢储备。此外，香烟烟雾中的化学物质可能减慢受精卵在输精管中的转移速度，从而增加异位妊娠的机会。卷烟中的镉和可替宁等有毒物质会增加氧化应激，从而影响卵母细胞质量及受精率和胚胎质量。在女性人群中，酗酒会损害雌激素和孕激素水平，导致排卵受限及植入、受精和胚泡发育异常。酒精会降低受孕和植入的机会，并增加早期流产和胎儿死亡的风险。咖啡因是一种神经系统兴奋剂，其日常消耗量无法测量，因为它存在于各种食物或饮料中，如可可、咖啡、巧克力中。咖啡因过量摄入（超过每天5杯）则增加流产的概率。长期坐在电脑前玩游戏不仅会影响作息和进食，久坐也会导致精子数减少和活力降低。此外，由于工作或其他原因，夫妻两地分居的情况变得普遍，也是影响生育的一个因素。

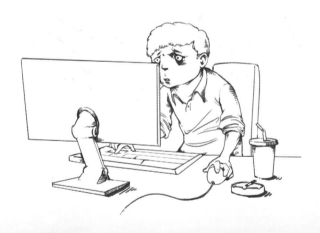

　　毒品也是影响生育力的一个重要因素。大麻通过中枢和外周作用对受孕造成有害影响。在男性患者中，大麻降低睾丸激素水平，使精子活动能力和顶体反应能力下降；在女性患者中，可导致流产，LH 短期降低。可卡因具有中枢和外周作用，引起血管收缩和麻木，并通过再摄取神经递质改变情绪和行为。它的长期使用可以减少性唤起。在男性人群中，可能导致勃起功能障碍和性高潮障碍，并降低游离睾酮水平。在女性人群中，可能会因血管收缩而引起胎盘早剥。

　　环境污染已经不可避免，生活中处处充斥着污染源。空气污染、水污染、噪声污染等比较常见的污染容易引起重

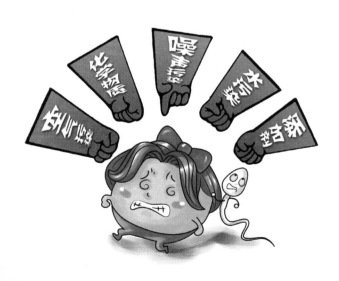

视，而一些看不见的污染可能被忽视，比如各种生活用品和衣物中存在的化学物质、各种添加剂等，有些类激素物质可能直接引起生殖问题。

总之，不孕不育患者的日益增多，是多种因素共同作用的结果。对于影响生育力的诸多因素，生活中能够自我避免的应尽量避免，减少不孕不育的发生概率。当发现生育有问题或者生殖系统出现感染时，不要讳疾忌医，应同自己的伴侣、家人和医生一起面对问题，希望每对夫妻都能拥有健康的孩子。

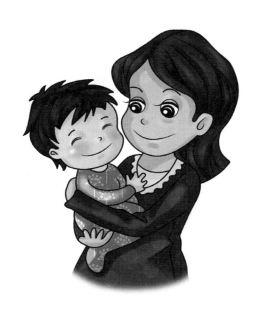

第二篇

生育力评估

女性生育力评估

女性生育力评估，我该从何下手

现在我们已经知道，原来在我们身边有那么多危险因素，会导致生育力的下降。相信看到这里，大家都会不由自主地问一句："那我的生育力到底怎么样呢？我需不需要进行

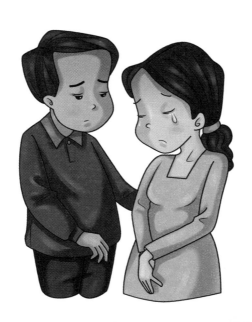

生育力评估呢？"下面我们就这些问题给大家一一进行解答。

一、什么是不孕症？

首先，是不是所有人都需要进行生育力的评估呢？并不是！所谓生育力，顾名思义就是生育的能力。要想了解生育力，我们首先要了解另一个概念，那就是"不孕症"。

什么是不孕症呢？"不孕"，就是不怀孕，"症"，在辞海中的解释就是"病"，简单来说，就是不怀孕是种病，得治。

不孕症的医学定义为一年未采取任何避孕措施，性生活正常而没有成功妊娠。在门诊经常会遇到各种各样"奇葩"的问题。

病人跑来问，"大夫，我们结婚一年了，还没怀孕，我是不是不孕症啊？"我："你们多久同房一次？"

病人："两个月一次。"

我："……回去同房去！"

所以，规律同房很重要！

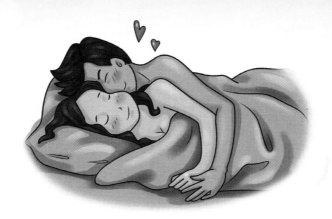

　　不孕症，主要分为原发不孕及继发不孕。原发不孕就是从未受孕；继发不孕为曾经怀孕以后又不孕了。不孕症是一种常见疾病，大约影响 10%～15% 的育龄夫妇，而且这种比例还有逐年上升的趋势。如果你在未避孕的情况下，规律同房 1 年未怀孕，或者你已经超过 35 岁了，试孕 6 个月未成功，就需要进行生育力评估了。

　　下面，咱们再来说说怎么进行评估？

　　这章我们主要说女性生育力的评估问题，男性的问题会在之后的章节详述。

二、成功的妊娠，需要三方面因素：种子、土壤和管子

妊娠、生育的过程就像种庄稼一样，庄稼要想长得好，既得有好种子，又要有肥沃的土壤，怀孕也是如此。要想有成功的妊娠，需要三方面因素：种子、土壤和管子。

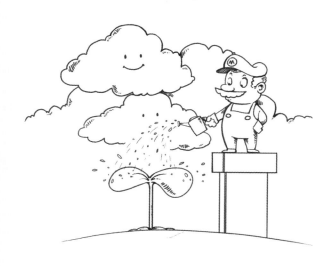

三、种子（好的精子和卵子）评估方法

种子指的是好的精子和卵子，没有种子，再肥沃的土壤也长不出庄稼。所以精子和卵子的质量是最最最重要的。简单来说，卵子的质量我们没有办法直接判断，我们只能通过患者年龄、有没有排卵、卵子的数量等因素间接判断。年龄

是影响生育力最重要的因素之一。根据文献报道，女性生育力随年龄的增长而逐渐下降，特别是在 35 岁以后，这种下降趋势更为明显。那我们如何来判断有没有排卵呢？

首先，我们可以根据月经的情况自行判断。如果有规律的月经，月经周期 28～35 天，一般都伴有排卵。但如果月经不规律、月经稀发甚至闭经，那可能就没有排卵了。但是只凭月经来判断显然是不够的。除了规律的月经，连续的基础体温测定也是评估是否排卵的一个简单、经济的方法。但基础体温实验不能准确判断排卵的时间，因此这种方法并不

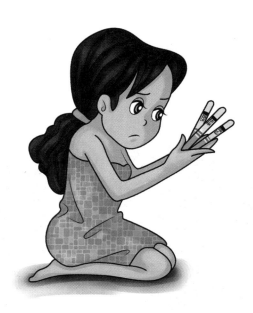

是大多数不孕症患者评估的首选或最佳方法。目前有各种商业化的"测排卵试纸"，利用尿黄体生成素水平从而确定月经中期的黄体生成素峰，峰值出现的时间即排卵前 1 ~ 2 天。虽然这种方法简单易行、精准可靠，却存在假阳性和假阴性的问题。除了以上这些方法，我们还可以去医院做进一步的检查，如性激素检测以及超声检查，再结合月经的情况，医生就会给你一个综合判断，你到底有没有排卵。

当然卵子数量足够多也同样重要。刚出生时我们卵巢内有 70 至 200 万个卵泡，儿童时期多数卵泡相继退化，到青春期只剩下 30 万个左右。在这么多卵泡中，绝大多数卵泡会在各个发育阶段发生退化而闭锁，只有 400 ~ 500 个卵泡能够最终发育为成熟卵泡并排出。通常 35 岁开始，女性的卵巢功能开始缓慢下降，40 岁后卵巢逐步进入衰竭期。

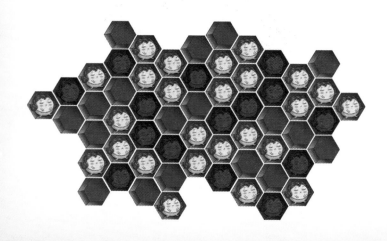

看到这里，相信很多人都有这样一个想法"我还存有多少卵泡？是应该尽快备孕呢？还是过几年再生也不迟？"这就需要我们进行卵巢储备功能的评估了。

目前常用的评估卵巢储备功能的方法有以下几种。

1. 月经第 2～4 天测血清 FSH 和 E_2　通常用月经第 2～4 天血清 FSH 水平检测卵巢储备功能。FSH 水平升高（>20IU/L）与卵巢刺激低反应及妊娠失败有关。根据 WHO 第二届国际标准，FSH 升高（升高 83%～100%）对于预测卵巢低反应有高度特异性（通常定义为获卵数不超过 4 枚），但是敏感性较差。当连续监测数个周期 FSH 后，FSH 的最高值对于预测 IVF 妊娠结局有重要意义。基础 E_2 只有与基础 FSH 结合来看才有意义。如早卵泡期基础 FSH 值正常，

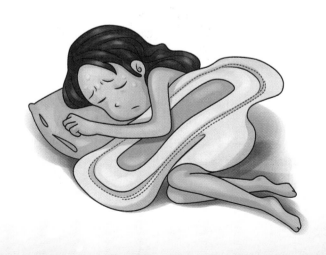

但 E_2 升高（ >80 pg/ml ），提示卵巢对促性腺激素刺激低反应，IVF 周期取消率升高，妊娠率下降。

　　2. 窦卵泡数（ antra follice count, AFC ）　窦卵泡数指的是在早卵泡期，利用阴道超声计数双侧卵巢窦卵泡的总数。窦卵泡定义为在最大二维平面，平均直径 2～8 mm 的卵泡。窦卵泡数 3～6 个（ 5.2±2.11 ）可以认为是窦卵泡数偏低，与 IVF 周期中卵巢刺激低反应相关，但是对于预测妊娠失败并不可靠。在大于 40 岁的女性中，不孕的女性 AFC 明显低于正常女性。在有经验的中心，AFC 在月经的不同时期或不同的观察者间都比较可靠，而在一些缺乏经验的中心，重复率就要低一些。此外，数据表明（多囊卵巢综合征）患者 AFC 明显升高，而应用外源性激素，例如口服避孕药后，AFC 则明显下降。

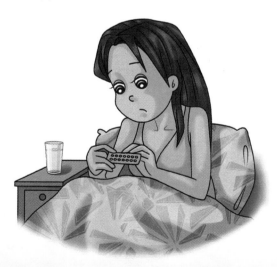

3. 血清 AMH 水平　由早卵泡期颗粒细胞产生的血清 AMH 的浓度不受促性腺激素的影响，因此无论是正常的、年轻的、有排卵的女性，还是不孕的女性，血清 AMH 水平均保持相对稳定，故可以在月经周期的任意一天检测 AMH 水平。与以往研究结果相反，近年来的证据表明，在应用外源性激素（如口服避孕药，GnRH-α）、肥胖、促性腺激素分泌不足的女性中，AMH 的水平可能会降低。相反，多囊卵巢综合征患者的 AMH 水平是正常女性的 2～3 倍。总之，血清 AMH<1 ng/ml，可能与卵巢低反应、胚胎质量差、IVF 周期不良妊娠结局相关。

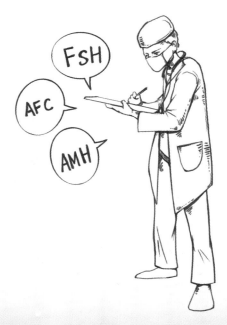

⑭、土壤（子宫）评估方法

说完了种子，我们再来说说土壤，也就是子宫。子宫，是孕育胚胎的地方，子宫内膜的情况，能够直接影响胚胎着床的顺利与否。超声是临床最常用的评估子宫的检查方法，除了可以排除子宫的病理性改变，包括子宫肌瘤、子宫腺肌症、生殖系统先天畸形等，还可以利用超声观察子宫内膜形态和厚度，测量子宫内膜容积、子宫动脉及内膜血流情况。子宫内膜形态和厚度，是最常用的评估内膜状态的标准，6 mm 厚度的内膜对于胚胎种植是最基本的要求；子宫内膜容积如果 <2 ml，妊娠成功率会显著降低；内膜下和内膜内的血流也同样重要，高 RI、高 PI 可推测妊娠结局不良。宫腔镜和子宫内膜活检，可以用于诊断和治疗宫腔内的病变。同时它也是评估子宫最贵且有创的方法，通常用于已经超声明确诊断、有子宫病理性改变、需要进一步诊断或治疗的患者。

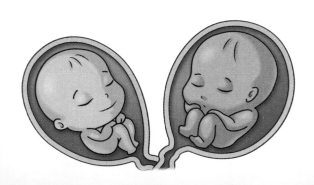

五、管子（输卵管）评估方法

最后再来说说管子，也就是输卵管。输卵管为一对细长而弯曲的管道，长 8 ~ 15 cm，左右各一，内侧与子宫角相连通，外端游离，与卵巢接近。它是精子和卵子相遇的唯一通道，输卵管具有极其复杂而精细的生理功能。输卵管阻塞、粘连和积水均可能导致不孕不育的发生。输卵管性疾病是不孕的重要原因，在诊断时应该首先被排除。

1. 输卵管通液　输卵管通液是 20 世纪 80 年代临床较为普遍的一种输卵管检查方法，其操作简单、易行，是利用亚甲蓝液或生理盐水自宫颈注入宫腔，再从宫腔流入输卵管，根据推注药液时阻力的大小及液体反流的情况，判断输卵管是否通畅。但是接受这种检查的患者比较痛苦，并且没有办法判断到底是哪一侧输卵管有问题，有一定局限性。

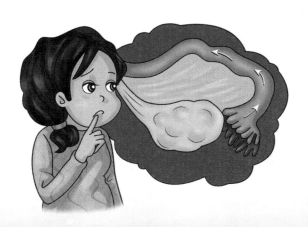

2. 子宫输卵管造影 用水或脂溶性介质作为造影剂，是评估输卵管通畅性最传统、最标准的方法，同时也有一定的治疗作用。可以清晰地观察到宫腔所处的位置以及形态、大小。并且可以明确近端和远端的梗阻，当造影剂延迟或梗阻时，提示输卵管炎、纤毛运动异常或输卵管周围粘连。

3. 腹腔镜下输卵管通液术 是在腹腔镜下宫颈注射亚甲蓝或靛蓝胭脂红，从而明确输卵管的通畅性，以及是近端还是远端梗阻。这种方法可以明确及改善输卵管因素，例如纤毛运动或周围粘连等造成的影响，相比之下非侵入性的子宫输卵管造影则无法做到这一点。

4. 子宫输卵管超声检查 实践证明超声下子宫输卵管造

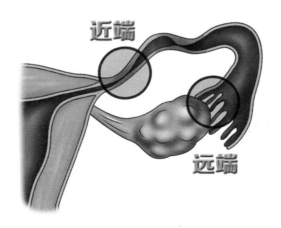

影操作简便、无创、副作用少、准确性较高；阴道超声因其清晰的盆腔扫描效果、被检查者不需充盈膀胱等特点，备受妇产科医师的青睐，且许多生殖中心均用其作为不孕妇女的常规检查，用以监测卵泡发育及取卵；因此，阴道超声彩色多普勒子宫输卵管造影更具优越性。

　　说了这么多，具体应该如何评估，当然还是要听医生的。但是，想要二胎的高龄女性，在备孕前做一次生育力评估，看看自己还能否怀孕，在适合怀孕的前提下，合理安排备孕时间，还是非常有必要的。

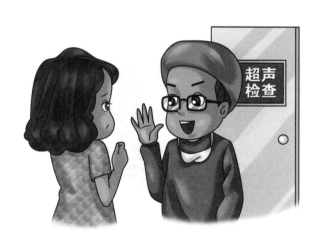

影像学检查在生育力评估中的作用

一、何谓影像学检查？

1895 年，德国物理学家伦琴发现了 X 射线，不久后 X 射线在医学上被用于人体检查、疾病诊断，形成传统的放射影像学。 发展至今，医学影像学检查包括 X 线、X 线计算机体层成像（即 CT）、磁共振、超声、核医学等。医学影像学检查的目的是借助某种介质（如 X 射线、超声波）与人体相互作用，把人体内部组织器官结构、密度以影像方式表现出来，根据影像提供的信息，帮助医师判断、评价人体健康

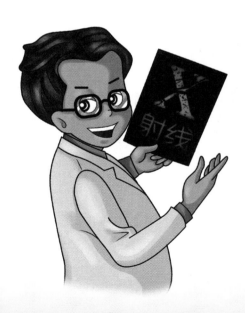

状况。与生育功能评估关系比较密切的两类影像学检查是 X
线与超声。

二、X线与生育力评估

（一）X线成像的基本原理

X线实际上是一种能量很大的电磁波，具有一定的穿透
力。密度及厚度大的物质对 X 线吸收多，透过少；密度及厚
度小的则吸收少，透过多。利用吸收有差别的特点，可以把
不同密度及厚度的结构、组织区分开来。这是 X 线透视的物
理基础。此外，因 X 线具有荧光和感光效应，可以在胶片上
或荧屏上形成明暗或黑白对比不同的影像。

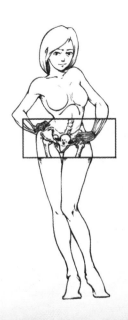

（二）X线输卵管造影与生育力评估

临床上我们常用 X 线输卵管造影来评价输卵管的通畅性。输卵管是一对细长而弯曲的管，正常情况下左右两根输卵管一端分别与子宫角相连通，开口于宫腔；另一端游离，开口于腹腔。在外观上，如果你把子宫想象成一个头，那输卵管就是头顶两侧的两根辫子。输卵管由子宫端至腹腔端，可以分为四部分，分别是：①间质部，输卵管位于子宫肌壁内的部分；②峡部，由子宫壁向外延伸的部分，该部分管腔直径最小；③壶腹部，连接峡部及伞端的膨大部分，此处正是精卵初次相会的地方；④漏斗部，顾名思义，该部分呈漏斗状，因边缘为多个放射状的不规则突起，又称输卵管伞，与卵巢接近，通过输卵管肌肉及韧带等收缩活动相互配合，伞部在卵巢排卵时可接近排卵部位，完成"拾卵"的功能。

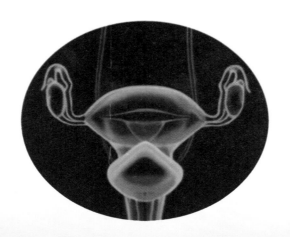

卵子由卵巢排出到腹腔中，被伞部拾入输卵管中；而精子通过阴道、宫颈口进入宫腔，并游至输卵管宫腔开口处进入输卵管，在输卵管壶腹部精卵最终相遇，结合形成受精卵，之后再回到宫腔，进行着床及发育。因此，如果输卵管不通畅或梗阻，精卵不能见面，自然无法结合；或者历经千辛万苦相遇了，因路途坎坷卡在半道上了，可能就形成了输卵管妊娠。清楚了输卵管的结构和功能，我们不难明白，输卵管造影在生育力评估中有重要作用。

X线输卵管造影一般在月经干净后2～8天进行，通过导管向宫腔及输卵管注入高密度造影剂，在X线透视下，观察造影剂流经宫腔及输卵管的情况。造影剂在宫腔充盈后，一般呈倒三角形，体现子宫腔的位置、相对大小以及形态等；正常的宫腔内造影剂显示均匀、边缘光滑。经宫腔内输

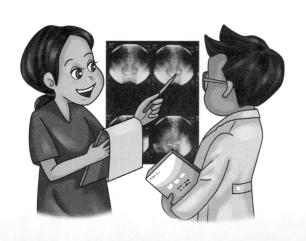

卵管开口，造影剂进入输卵管，呈现输卵管的走向和管腔形态，若符合正常解剖位置、管腔充盈、边缘光滑，造影剂向腹腔流出较多且顺利，在腹腔内均匀弥散，一般认为输卵管通畅。在 X 线透视过程中，影像科医师选择最佳时机摄片，打印出造影片供临床医师参考。

动态观察造影过程一般较静态看片更具直观性和准确性。如果存在宫腔内占位，如黏膜下肌瘤、子宫内膜息肉，则宫腔内造影剂可能密度不均；如果输卵管阻塞，则造影剂无法进入腹腔，且不同的梗阻部位表现不同；如果输卵管积水，则可能呈现腊肠样的造影剂充盈形态。不过，输卵管造影也有假阳性的可能。比如在检查对象过分紧张的状态下，可能产生输卵管痉挛，导致造影剂无法进入腹腔，影像学上为类似输卵管阻塞的表现。X 线输卵管造影是检查输卵管通畅性的首选方法，但其结果的准确判读需要结合病史、病程、造影过程等多个方面综合考虑。

三、超声与生育力评估

（一）超声成像的基本原理

超声波是人耳感觉不到的声波，频率大于 20 kHz，可以在固体、液体和气体中传播。它可集中向一个方向传播，即"束射性"。此外它在两种不同组织界面处可产生反射、折射、散射、衍射、衰减，超声声源与接收器相对运动产生多普勒效应（相对运动引起的接收频率与发射频率之间的差别）。超声成像是利用超声声束扫描人体，通过对反射信号的接收、处理，以获得体内器官的图像。常用的超声仪器有多种，目前妇产科应用较多的是 B 型和 D 型超声仪。

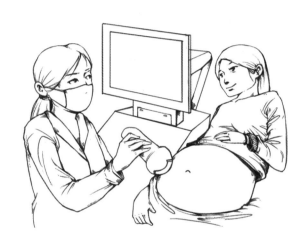

B 型超声，就是我们耳熟能详的"B 超"，它以亮度（brightness，"B"）不同的光点表示接收超声波反射回来信号的强弱，展现超声束扫描的切面图，是二维成像。多普勒（Doppler，"D"）超声仪简称 D 型超声仪，可对运动的脏器和血流进行探测。我们常说的"彩超"，其实就是在 B 超的基础上，利用多普勒效应收集到血流信号且赋予彩色编码，使得原来的黑白超声界面上，多出了彩色的表示血流的点、线、面。而三维超声，基本原理是将 B 超获得的连续多个不同平面的二维图像进行计算机处理，得到一个重建的有立体

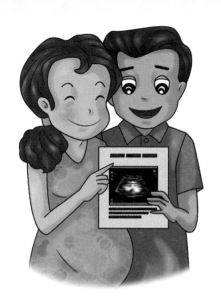

感的图形。实际在生育力评估中，我们常用的还是普通的二
维 B 超以及彩超。

（二）B超、彩超与生育力评估

除了输卵管通畅性，生育力评估另一个非常重要的方面
是卵巢储备情况。反映卵巢储备比较直观的检查是在基础状
态下（一般在月经 2~5 天）通过 B 超观察卵巢内的窦卵泡数
（2~9 mm 的小卵泡），以及测量卵巢的径限估算卵巢容积。
B 超下显示的卵泡是低回声的"黑色"小圆圈。如果每侧卵
巢这样的小圆圈仅 2~3 个甚至更少，而卵巢又小又实，可
能提示卵巢储备不良；如果每侧在 5 个以上，一般认为储备

良好；但如果一侧／每侧达到 12 个甚至更多，即"多囊样"的卵巢，或卵巢容积大于 10 cm³，我们就得进一步收集相关信息：如果合并高雄激素（血检验提示高雄激素血症，或临床上合并多毛、痤疮等）表现，或者月经不规律，就要考虑是否患有多囊卵巢综合征。患此综合征的女性常合并糖代谢、脂代谢异常等可能影响生育的情况，需增加部分检查和干预。在临床上，生殖医师常结合窦卵泡数、基础内分泌情况、年龄、体重等因素，判断一个患者需要的促排卵用药启动量。

除了观察窦卵泡数及卵巢大小，卵巢的超声检查还可以观察是否存在影响卵巢功能的卵巢占位等，如子宫内膜异位囊肿，就是大家熟知的"巧克力囊肿"。根据占位的大小、形态、回声、与周围组织关系、生长速率、血流等情况，可

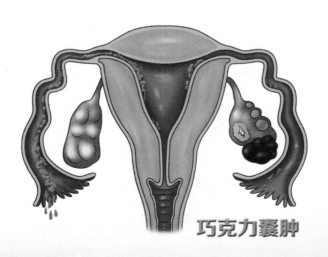

巧克力囊肿

能需进一步采取不同的检查或干预措施，因医学的复杂性难以一一言明。

通过超声，我们还可以观察子宫、内膜等结构。子宫的有无、位置、大小、形态，子宫壁及子宫内膜的厚度、回声，能从不同方面提示不同的问题。如较少见的始基子宫，B超下只能看到很小的子宫，看不到内膜组织，这样的子宫无法孕育后代。曾行剖宫产的子宫，在超声下可观察到回声增强的瘢痕组织，甚至有时可以看到瘢痕缺损，这对再次生育及预估结局十分重要。如为纵隔子宫，可以看到由子宫底部向宫腔中间突起的肌性组织，根据子宫底部是否凹陷及凹陷的程度，结合输卵管造影、宫腔镜检查和腹腔镜探查进行判

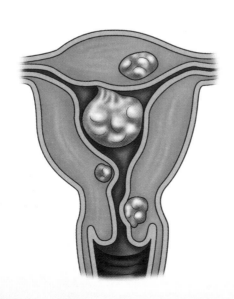

断，还需与双角子宫等鉴别。子宫畸形可能导致自然流产、早产发生率升高。如合并子宫肌瘤，肌层可能有类圆形的增强回声，若是腺肌瘤可能仅表现为肌层增厚，还需结合临床表现。子宫内膜息肉在超声下一般表现为回声增强，在月经中期观察较清楚；黏膜下肌瘤还可压迫内膜，二者均可能影响胚胎着床，确诊还需宫腔镜及病理检查。

对于一些内膜较薄的患者，生殖医师可能还会让患者做一个内膜多普勒血流分析，在彩超下观察内膜的血供情况。血流好的患者可能胚胎着床概率高一些，若内膜薄，血流又很差，可能就得考虑重新选择胚胎移植的时机。

正常情况下，B超下看不清输卵管组织，但如果存在输卵管积水，可能观察到卵巢外的包裹性液暗区，呈单个类圆形或呈长条状。液体进入输卵管，超声下也可显影，利用这

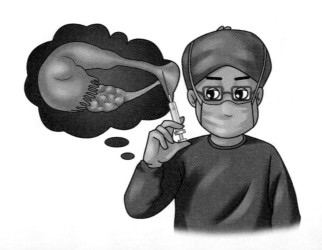

一特点，超声输卵管显影术已应用于临床：在 B 超监测下从子宫造影管注射药水，动态观察水从输卵管里流出的情况，了解其通畅性或积水情况。与 X 线输卵管造影相比，患者不需受射线照射，能对输卵管阻塞做出一定的判断。

　　不同的月经周期，或者月经周期的不同阶段，卵巢、子宫、内膜或者病变的表现会有一定的变化。不同的时机有不同的观察重点，不同检查目的决定了不同检查的方法和时机。并且，由于个体差异性，相似的检查结果也需根据个人的病史及特点综合考虑，可能产生不同的解读。以前大家可能会纳闷，为什么上一次做了 B 超，这一次又做呢？为什么上一次是那个时间做 B 超，这一次是这个时间来做 B

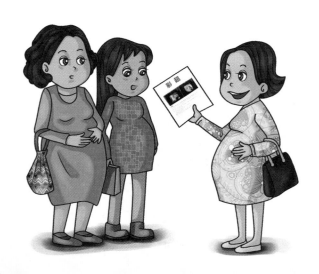

超呢？为什么刚刚做了一个 B 超，现在又要做一个彩超呢？为什么我做这个检查，她不做呢？为什么我们俩的结果差不多，处理却不一样呢？看了以上介绍，大家是否清楚一点了呢？

性激素水平检测在生育力评估中的作用

女性生育功能评估，也称女性生育力评估，主要包括对卵巢的储备力、子宫内膜容受性和子宫对妊娠的承受力，以及对输卵管通畅性和功能的评估三个方面。目前认为，卵巢储备力的评估是女性生育力评估中最重要的内容，尤其是随

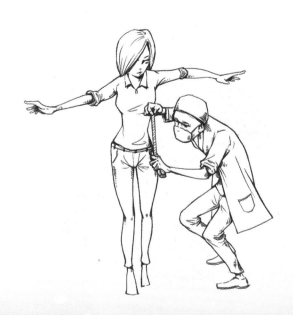

着生育年龄延后，高龄女性生育力的下降集中体现于卵巢功能减退和储备力的降低。医院中较为常用的卵巢储备功能评估包括性激素水平检测、B 超检查卵巢体积、基础窦卵泡计数及卵巢间质血流等静态评估方法和卵巢刺激试验（动态评估方法）。其中，性激素水平检测又是卵巢储备功能评估中最重要的手段之一。

由于女性月经周期中各项激素水平在卵泡发育的不同时期变化很大，因此在月经周期不同阶段化验所得的性激素水平很难进行评估。而当女性处于月经期 2 ~ 4 天时，这些激素水平处于相对稳定的基础状态，此时化验能够更准确地反映女性体内激素的基础水平、评估女性的卵巢功能及其是否与生理年龄相符，因此医生通常要求患者在月经期第 2 ~ 4

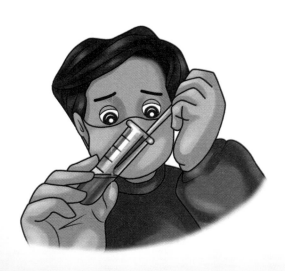

天（早卵泡期）抽血化验。除了传统意义上的性激素以外，抽血化验某些细胞因子（如 AMH、INH-B 等）对卵巢储备功能也有很好的预测作用，以下一并概述。

一、促卵泡激素（FSH）

FSH 是一种由腺垂体分泌的糖蛋白激素，其主要作用是促进卵泡成熟和分泌雌激素。基础 FSH 随年龄的增长而升高。虽然各医院化验检查的参考值不完全一致，但目前通常认为基础 FSH≤10 mIU/ml 提示卵巢储备功能正常，FSH>10 mIU/ml

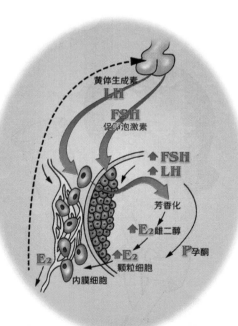

提示卵巢储备功能下降。当 FSH>15 mIU/ml 时，通常认为此时女性的卵巢功能显著下降。此时如果进行试管婴儿周期，其试管婴儿周期取消率、获得卵子的数量及试管婴儿的成功率（临床妊娠率、活产率等指标）均显著降低。因此，对于 FSH>15 mIU/ml 的女性，一般不建议其做试管婴儿。

二、雌二醇（E₂）

雌激素是维持女性生育力最重要的激素之一。血清中的雌激素包括雌酮（E₁）、雌二醇（E₂）、雌三醇（E₃），其中以 E₂ 的生物活性最强。而绝经前妇女的雌激素主要来源于卵巢，

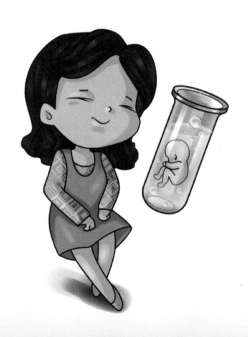

也以 E_2 为主。E_2 的水平在卵巢功能减退的早期可能并不发生显著变化。随着卵巢储备功能继续降低，基础 E_2 水平会出现升高（$E_2 > 280$ pmol/L），此时 FSH 的水平虽然有可能已经升高，但水平可能仍处于正常范围（FSH ≤ 10 mIU/ml）。而当卵巢储备功能进一步降低时，才会出现 FSH 和 E_2 水平均升高的情况。当 $E_2 > 280$ pmol/L 时，一般也不建议女性做试管婴儿。

三、FSH/LH 比值

黄体生成素（LH）的主要生理作用是促进排卵和黄体生成。当女性卵巢功能下降时，FSH 的升高一般早于 LH 的升高。虽然此时 FSH 的水平可能仍处于正常范围（FSH ≤ 10 mIU/ml），但由于此时 LH 相对于 FSH 降低（即 FSH/LH 升高），因此 FSH/LH 可作为一个更为敏感的提示卵巢储备降低和女性生育力下降的指标。

四、抗缪勒管激素（AMH）

AMH 是一种在男女性腺器官发育过程中起重要作用的细胞因子。育龄期女性 AMH 主要表达于直径约 $0.1 \sim 0.2$ mm 的窦前卵泡及直径 2 mm 左右小窦状卵泡，对于卵泡发育具有重要的调节作用。血清 AMH 水平在月经周期的各个阶段变化不大。相对于 FSH、E_2 等指标，AMH 能够更早期、更

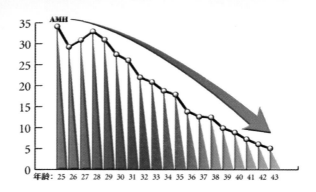

准确地预测女性卵巢储备的改变。AMH 也被认为是目前女性卵巢储备功能评估中最有价值的标志物。

五、抑制素β（INH-β）

INH-B 在女性由中小窦卵泡颗粒细胞分泌，主要生理作用是参与 FSH 的负反馈分泌调控。INH-B 从早卵泡期开始升高，到排卵期前后达到高峰，黄体期逐渐降低。由于 INH-B 与中小卵泡的数量及功能相关，因此 INH-B 也可以作为卵泡数目减少的早期标志物。目前一般认为，INH-B<40 ng/L 提示卵巢储备能力下降。

女性性激素各项值的解读

性激素是指由机体的性腺、肾上腺及胎盘等组织合成的甾体激素，其在维持性功能、促进性器官成熟和副性征发育方面具有重要作用。由于女性性激素在下丘脑-垂体-卵巢轴的调控和协调下发挥正常生理功能并相互调节和制约，因此在测定女性性激素时，除测量狭义上的甾体性激素外，还会测定下丘脑-垂体-卵巢轴中某些激素的水平。目前，医院中常见的女性性激素检查项目包括：促卵泡激素（FSH），黄体生成素（LH）、雌二醇（E_2）、孕酮（P）、雄激素[包括睾酮（T）和雄烯二酮（A）]以及催乳素（PRL），也就是所谓的"激素六项"。

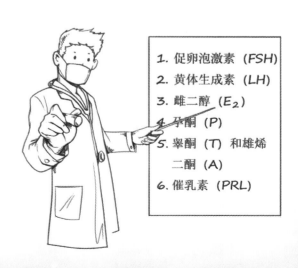

1. 促卵泡激素（FSH）
2. 黄体生成素（LH）
3. 雌二醇（E_2）
4. 孕酮（P）
5. 睾酮（T）和雄烯二酮（A）
6. 催乳素（PRL）

如前所述，当女性处于月经期 2～4 天时，各项激素的水平处于基础状态。尤其是 FSH、LH、E_2、P 这几项在女性月经周期不同时期变化较大的激素，此时测定能够更准确地反映真实情况（对应卵泡期的参考值）。对于 T、A、PRL 三项指标，由于随着月经周期改变并不发生明显改变，因此如果查这几项激素水平，可以不必在月经期 2～4 天化验。而对于某些月经周期不规律的患者（例如多囊卵巢综合征患者），超过 60 天无月经来潮后也可以进行性激素水平的检测。

下面具体介绍一下激素六项的参考值及其意义。

1. 促卵泡激素（FSH） FSH 由垂体分泌，是一种促进卵泡成熟和发育的激素。成年后女性 FSH 在不同时期的参考

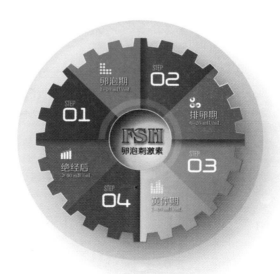

值大约为：卵泡期 1 ~ 10 mIU/ml；排卵期 6 ~ 26 mIU/ml；黄体期 1 ~ 10 mIU/ml；绝经后大于 40 mIU/ml。

FSH 的水平与卵巢功能密切相关，是评估卵巢功能的主要指标之一。随着年龄增长和卵巢功能的减退，FSH 通常会逐渐升高。目前通常认为，FSH 高于 10 mIU/ml 代表卵巢功能明显下降，而 FSH 高于 15 mIU/ml 则提示其生育力差。如果女性两次性激素检查 FSH 均高于 40 mIU/ml，提示其卵巢功能衰竭，若发生在 40 岁之前，则为卵巢早衰。FSH 水平低下（FSH 低于 1 mIU/ml）多见于下丘脑性闭经或垂体性闭经（如席汉综合征），该情况通常也会存在 LH 水平低下。另外，当应用雌激素、孕激素治疗期间化验性激素时，也会出现 FSH 水平低下的情况。

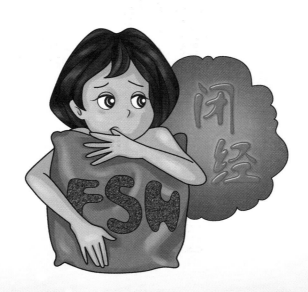

2. 黄体生成素（LH） LH也由垂体分泌，能够促使优势卵泡在排卵期排出，为受孕做准备，同时也是维持黄体生长的主要激素。成年后女性LH在不同时期的参考值大约为：卵泡期5～30 mIU/ml；排卵期75～100 mIU/ml；黄体期3～30 mIU/ml；绝经后30～130 mIU/ml。

正常情况下，早卵泡期（月经2～4天）LH与FSH一样，均维持在低水平。排卵前两者迅速升高，但LH比FSH的升高程度高得多，可达到基础值的3～8倍，而FSH只升高至基础值的2倍左右。排卵后LH与FSH迅速回落至卵泡期水平。基础LH水平在判断卵巢储备功能方面并不如FSH准确。

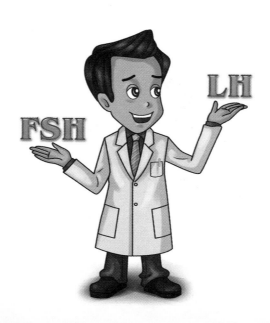

如果基础状态的 FSH/LH 比值大于 3 时，提示其生育力下降。多囊卵巢综合征患者基础 LH 水平有可能升高，维持在卵泡期水平，而 FSH 仍处于早卵泡期水平，出现 LH/FSH 大于 2 的现象，具有一定的提示作用（但不能作为诊断多囊卵巢综合征的标准）。

3. 雌二醇（E_2） 由卵泡颗粒细胞分泌，在维持女性特征、生殖器官发育等方面有广泛而重要的影响。成年后女性 E_2 在不同时期的参考值大约为：卵泡期 90 ~ 275 pmol/L；排卵期 730 ~ 2200 pmol/L；黄体期 370 ~ 1100 pmol/L；绝经后 18 ~ 92 pmol/L。

正常育龄期女性 E_2 随卵巢内分泌周期变化而呈周期性波动，每个周期中存在两次分泌高峰。早卵泡期由于优势卵泡尚未发育，故雌二醇处于低水平（E_2 小于 180 pmol/L）。卵泡期逐渐上升，在排卵前达到第一个高峰，排卵后出现低点

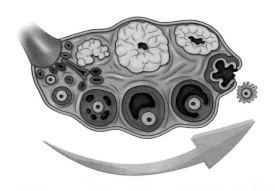

后逐渐回升，在排卵后 7~8 天出现第二个高峰，但低于第一个峰值，维持大约 7 天的平台期。黄体萎缩后迅速降至最低水平。基础雌二醇水平能够反映卵巢功能：当基础雌二醇大于 280 pmol/L 时，表明卵巢功能发生减退。而卵泡期和排卵期雌二醇则能够监测卵泡发育和成熟状况：随着优势卵泡逐渐增大，雌二醇水平逐渐上升，E_2 的水平高则反映卵泡质量较好。E_2 水平还能够反映试管婴儿周期的状况：基础 $E_2 < 180$ pmol/L 时进行试管婴儿周期妊娠率较高，而 $E_2 > 280$ pmol/L 时通常需要暂缓进行试管婴儿周期。此外，$E_2 > 275$ pmol/L 能够作为诊断性早熟的激素指标之一。

4. *孕酮（P）* 由排卵后卵巢残余的黄体颗粒细胞分泌，主要功能是为受孕做准备。成年后女性 P 的参考值大约为：

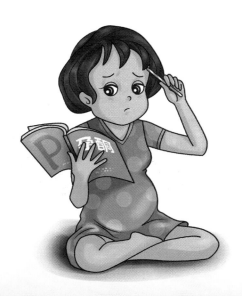

卵泡期小于 3 nmol/L；黄体期 16～65 nmol/L；妊娠期大于 65 nmol/L；绝经期小于 3 nmol/L。

正常育龄期女性卵泡期孕酮水平极低，排卵后因卵巢黄体产生大量孕酮，血中的水平迅速上升，在月经中期 LH 峰后 6～8 天达到峰值，月经前 4 天逐渐下降至卵泡期水平。怀孕后，孕酮水平随着孕期进展而稳定上升。化验孕激素的主要意义有以下几点：①月经 21 天左右（黄体中期），如果化验 P 大于 15.9 nmol/L，提示有排卵；②孕激素能够评估卵巢黄体的功能：有排卵但黄体期 P 低于参考值，提示黄体功能不足；如果月经来潮 4～5 天孕酮浓度仍高于卵泡期参考值，提示黄体萎缩不全；③P 的水平能够作为宫内孕和宫外孕鉴别诊断的参考依据，由于宫外孕时 P 通常水平偏低，当 P 大于 78 nmol/L，基本可以除外异位妊娠；④孕 12 周内孕酮水平低可能提示先兆流产。除此以外，在试管婴儿周期

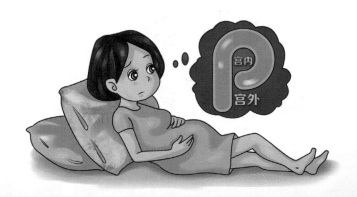

中，当 hCG 的 P 升高时（大于 3.18 nmol/L），试管婴儿的成功率下降。

5. 睾酮（T）和雄烯二酮（A）　女性体内的睾酮（T）有三大来源，一半由外周组织的雄烯二酮转化而来，四分之一为肾上腺皮质所分泌，四分之一来自卵巢。雄烯二酮（A）则一半来自卵巢，一半来自肾上腺皮质。成年后女性 T 的参考值大约为：卵泡期小于 1.4 nmol/L；排卵期小于 2.1 nmol/L；黄体期小于 1.7 nmol/L；绝经期小于 1.2 nmol/L。成年后女性 A 的参考值为 1.5 ～ 14 nmol/L。

当女性化验发现 T 或者 A 水平增高时，需要明确雄激素的来源，排除其他疾病，例如分泌雄激素肿瘤（如卵巢男性化肿瘤与肾上腺皮质肿瘤等）。多囊卵巢综合征患者的睾

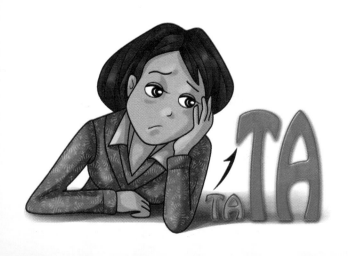

酮（T）正常或轻到中度升高（不超过正常范围上限的 2 倍），同时也可作为治疗高雄激素症状的疗效评价的一项指标。

6. 催乳素（PRL） 由垂体产生，主要功能是促进乳腺的增生、乳汁生成和排乳。成年后女性 PRL 的参考值为小于 20 ng/ml。

PRL 的分泌具有较大的波动，运动、情绪、饥饿状态都可能影响其分泌状态，并且 PRL 分泌具有一定的昼夜节律性。因此一般 PRL 宜在上午 10 ~ 11 点空腹安静状态下抽

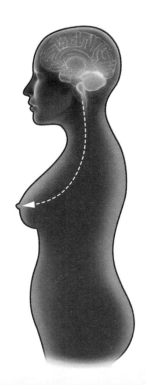

血化验。由于 PRL 分泌存在不稳定的特点，因此当 PRL 升高小于 75 ng/ml 时，应进行第二次检查，不宜轻易下定论。但如果 PRL 显著升高时，一次检查即可确定。当 PRL 大于 100 ng/ml 时，诊断高催乳素血症时也应检查垂体是否存在微腺瘤。15% 左右的多囊卵巢综合征患者可出现轻度的高催乳素血症，而垂体功能减退或使用抗 PRL 药物则会出现 PRL 降低的情况。

男性生育力评估

男性为什么要做生育力评估？

据统计，我国已婚育龄夫妇中 10%～15% 的夫妇患有不孕不育症。不孕不育的发病率在逐年递增，在西方工业化发达的个别国家和地区，受环境因素等方面的影响，不孕不育的发病率已经达到 30%～40%。

受传统封建观念的影响，在夫妇婚后数年女方仍然不怀孕时，人们往往认为原因在女方，而首先让女方到处检查，很少先考虑男方不育因素。实际上，在不孕不育症的发病原因中，男、女所占比例基本相等。有人粗略统计，不孕不育

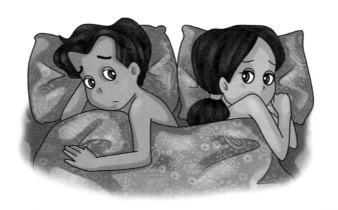

夫妇中，女方因素占 40% 左右，男方因素占 40%，另外大约有近 20% 的夫妇是双方因素，也有一些夫妇是不明原因的不孕不育。甚至有人认为，男人外貌很阳刚、雄健，性能力很正常，夫妻性生活很和谐，就错误地认为这样男性的生育能力肯定没问题。须知，性功能正常并不代表其生育能力正常！

男性方面引起不育的病因比较复杂，输精管阻塞、生殖腺慢性疾病、电磁辐射、环境污染、药物及放射治疗都可能引起不育。此外，营养过剩、脂肪过多的肥胖者不仅影响睾丸和生殖器发育，还会使体内雌性激素水平增高，导致睾丸生精功能低下而引起不育。近年来，由于环境污染、肥胖、高血脂、高血糖等诸多因素，成年男性的精子质量呈逐年下降的趋势。

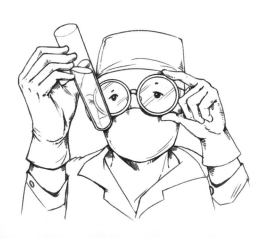

所以，男性进行生育力评估是非常必要的。对育龄阶段男性的生育能力做一个整体的评估，不仅让被评估人对自身生育能力心中有数，对查出患有影响生育的男科疾病的夫妇，能够予以及时治疗，而且还可以为男性在孕育前的调养提出一些良好的建议。因此医学生育力评估除了评估患者的生育力以外，还对优生优育也具有重要的指导作用，可谓一举两得。

哪些人需要做生育力评估？

当然是要生孩子的男人们！

随着国家"全面二孩"政策的放开，已经有些家庭开始筹划起来，精心调养身体、准备造人。但生育一个健康的宝宝，仅仅依靠调养真的够了吗？专家建议，在计划生第二个孩子前还必须做好一件重要的事情——再生育能力评估，即在孕育前3~6个月到正规医院检查男女双方的生育能力，及时发现并治疗生育隐患，才能确保优生优育。

"全面二孩"政策的受益人群大多数年龄为35~45周岁，其生育能力因年龄的增长一般会出现不同程度的下降，这一点可能会被一些家庭所忽视。很多夫妇认为，第一胎健康，备孕二孩也是顺理成章的事情，甚至连孕前检查都可以免了。

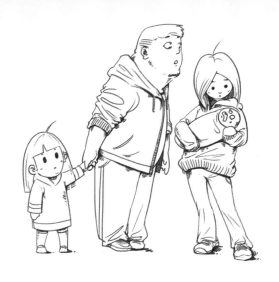

　　然而，生活方式以及环境、工作压力等因素都或多或少会影响生育力：女性一方常会因卵巢早衰、输卵管阻塞、多囊卵巢综合征而导致不孕。对男性而言，无节制地抽烟、喝酒、熬夜，接触电磁辐射，空气、水源以及环境污染等因素会导致精子数量和质量骤降，易造成精子异常而影响其生育力。因此，即使没有不良生育史，头胎健康，生第二个孩子也需要重视夫妻双方再生育能力的全方位评估。

　　从目前国内现状看，男性再生育能力往往更容易被忽视。一方面，男性朋友普遍对自身身体信号敏感性不强，像工作强度高、压力大、嗜好烟酒、作息不规律、性生活不节制、生殖道感染以及环境污染等原因，都可能导致原本正常的男性出现继发性不育；另一方面，受传统观念影响，男方总不自觉地把生育主因归结于女方，很少考虑男方不育因素，而事实上，在不孕不育病因中，男、女占比基本相等，甚至男性的原因还要多一些。由此，只要有再生育意向，男性生育能力评估同样不可或缺。

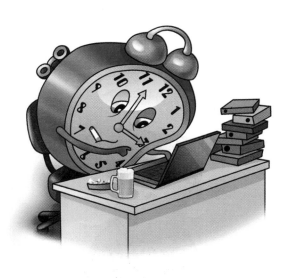

　　需进行再生育能力评估的男性人群归结起来重点有以下六类：第一，有"家族遗传病"人群。做好生育力评估，可从源头避免"遗传病破坏宝宝健康"悲剧的发生。第二，长期在污染的职业环境工作的人群。这是因为污染会对人类生殖过程造成极大损害，包括流产、生育力减弱、出生缺陷等。第三，生活不规律者。不少年轻人经常睡眠不足，由此引起的内分泌紊乱会导致多种疾病，影响精子活力。第四，白领阶层。许多职业男性长期久坐，阴囊摩擦可产生热量，会抑制精子的生存和成熟。第五，缺乏体育锻炼的肥胖男性。肥胖不仅影响睾丸和生殖器的发育，还会引起体内雌性激素相应增加，妨碍精子的生成，因而引发不育。第六，那些自认为健康的人以及想优生优育者也应进行再生育能力评估。

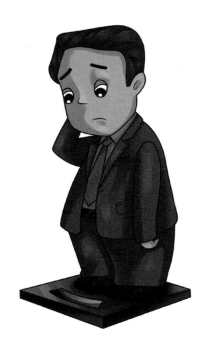

男性的生育力评估有什么指标？这些指标与生育力有什么关系？

　　针对男性生育力的评估必然是全方位的：首先要了解病史，检查被评估对象之前有没有患过生殖系统疾病以及家族有无遗传病史。其次，要对被评估人进行性功能方面的检查，看其是否具备正常的性功能，睾丸功能是否正常，精道有无梗阻的症状。再次，要对被评估人的精子进行检测，精子是男性最为重要的生殖细胞，它几乎包含了男性所有的生殖信息，如果精子出现异常，就会导致其无法与卵子相结合，从而导致无法生育。一般来说精子除了密度正常之外，还需有较强的直线向前运动的能力。

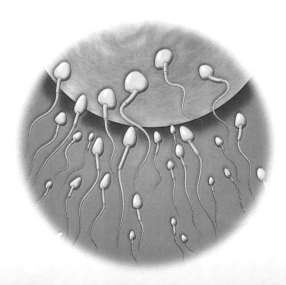

对于精液、精子的检查，具体应当分为常规检查及功能检查两部分。

精液常规检查包括精液量、精子数量（密度）、精液液化时间、精液酸碱度（pH 值）、精子的活动能力（应包括活动率及活动力）及精子形态学检查（精子的畸形率），一般医院进行的精液检查就是常规检查。

精子功能检查包括精子细胞膜完整性（低渗肿胀试验）、顶体酶活性、染色质解聚功能、线粒体功能、精子核蛋白组型转换试验以及精子穿透宫颈黏液、卵丘细胞、透明带及卵子的功能等。

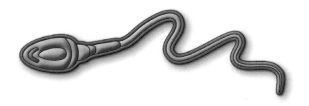

精液常规检查了解的是精子的总量及活动精子的比例，就像是一支部队的士兵总数、士兵的活动能力、士兵的伤残率，而精子功能检查的指标才是反映该部队由武器装备、技术含量及士兵个人素质组成的真正战斗力。也就是说，常规

精液检查仅在一定程度上反映男性的生育能力，精子功能检查能更客观、真实地反映精子的受精能力。

有时，精子的常规检查及功能检查结果会存在脱节的现象，即精子总量、活动精子数量（活动率）及活动力虽然正常，但精子的受精能力低下；换句话说，精液常规检查正常也未必代表生育力正常。须知，生育能力正常的人一次射出精液的精子当中，大约只有7%的精子具备真正的受精能力。具有受精能力的精子基本都在A级活动力中的精子中产生。精子就像士兵，数量多并不代表部队战斗力强，只有具备精兵强将的部队，才能无坚不摧、战无不胜。

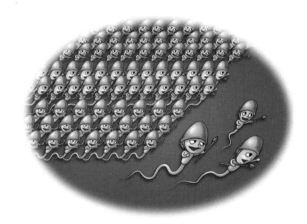

　　精子数量（密度）以及活动精子数量（活动率）是一个基础指标，即使其精子数量及精子活动率正常也不能说明其精子具有真正的受精能力，不能说明其生育能力正常，这就像残奥会的运动员一样，我们正常人的能力也有可能难以达到残奥会有些项目的运动员的运动成绩，只有形态正常、能力正常的活动精子才能使卵子受精。

第三篇

女性生育力保存

卵母细胞冷冻

卵母细胞冷冻的适宜人群

随着社会的发展，人们生活水准的提高，以及医疗技术的进步，女性可以更加安全地生育后代。因而大家感觉在年轻的时候可以先不要孩子，等时机合适了再要。女子能顶半

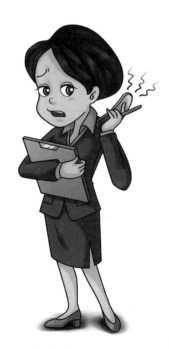

边天，如今出现了越来越多的职场女性，她们为了自己的事业，不断推迟自己的生育年龄。然而，事业上的进步却不能抵消年龄增长所带来的身体上的老化以及生育能力的减退。还有一些女性在还没结婚或者还没来得及要孩子的时候，不幸发现自己患上了肿瘤。经过痛苦的放化疗之后，虽然杀死了肿瘤细胞，最终保住了生命，但是因为卵巢中的生殖细胞也被严重伤害而永远失去了生育孩子的能力。因此不禁会有人问，能不能将自己的生育能力保存下来，安心去追寻自己的梦想和事业，等一切安好之后再要自己的孩子呢？

大家如果对医学以及科技感兴趣的话，应该知道目前技术是有办法解决上述问题的。这就是生育力保存技术，它包括卵巢冷冻和卵母细胞冷冻，两种冷冻技术有不同的适用条

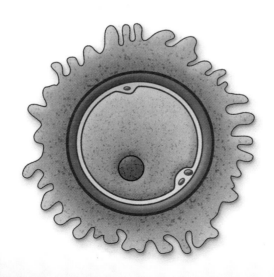

件。本部分主要跟大家介绍卵母细胞冷冻方面的知识。

2015 年 7 月，著名娱乐明星徐静蕾向社会宣布，自己 39 岁的时候在美国洛杉矶冷冻了 9 颗卵母细胞，并表示冻卵母细胞就像找到了"世界上唯一的后悔药"，唯一遗憾的就是找到这味药有点晚。这件事引发了人们对冷冻卵母细胞的极大关注和讨论。一些大龄未育甚至未婚女青年从她的身上是不是看到了一丝希望？而一些没有对象或者不急于生子的女青年会不会对此有些动心呢？其实在此之前，美国苹果和"脸谱"公司为鼓励女员工投身工作、不要急着生孩子，已经给女员工添了一项新"福利"：为她们报销冷冻卵母细胞费用 2 万美元。美国除这些企业外，一些大型银行也已经推出类似"福利"，并且会有更多企业推出类似措施。这向广

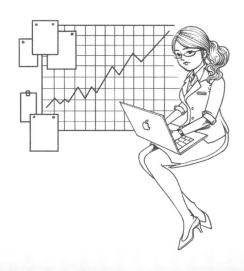

大女性传递了一个信号：她们有机会推迟生育、专心发展事业，而不是在育龄限制下做决定。

一、何为卵母细胞冷冻？卵母细胞冷冻有什么技术？

　　说了这么多，到底什么是卵母细胞冷冻呢？卵母细胞冷冻是指将卵母细胞从正常母体卵巢中取出，进行冷冻保存，待以后需要生育的时候进行解冻。卵母细胞冷冻目前包括两种方式：一为"程序化冷冻"，即按照设定的程序逐步降温和冷冻，最后置于零下196℃的液氮中保存；另一种为快速的"玻璃化冷冻"，卵母细胞在冷冻保护剂里进行预处理后，用极快的速度直接将其置于液氮中冷冻保存。由于"玻璃化

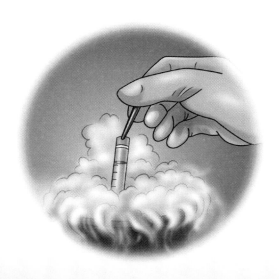

冷冻"对卵母细胞冷冻的时间较短，伤害较小，操作比较方便，因此目前主要采用该方法。

二、卵母细胞冷冻适合哪些女性？

卵母细胞冷冻是不是想做就能做呢？答案当然是否定的。卵母细胞冷冻适合哪些女性朋友呢？下面就此问题跟大家讨论一下。

1. 女性肿瘤患者　在美国每年有超过 50 000 名育龄妇女被诊断癌症，在中国的数字会远远大于美国。放疗和化疗对于卵母细胞有毒性，会杀伤卵母细胞甚至会导致不孕。如果在生育之前发现自己罹患肿瘤，可以在肿瘤治疗前将自己的卵母细胞冷冻起来，以达到生育力保存的目的。在一系列放化疗之后，身体恢复健康的时候，再将冷冻的卵母细胞进行

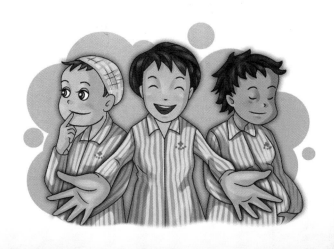

解冻复苏，然后通过试管婴儿的方式得到自己的后代。

2.辅助生殖治疗过程中超排卵方案获得的卵母细胞移植后，有多余的卵母细胞，可将多余卵母细胞进行冻存。如果此次治疗没有成功，日后患者可以直接将卵母细胞解冻复苏，而不需要再进行超排卵的过程，极大减少了患者精神和金钱上的压力。如果治疗成功，可以将卵母细胞捐赠给其他没有正常卵母细胞的患者，或者捐赠给科研机构，供科学研究使用，以利于辅助生殖技术的进步和发展。

3.卵巢早衰的患者　一些女性（特别是年轻女性）患有遗传性、感染性的疾病或者自身免疫性的疾病，这些疾病会对卵巢进行破坏，导致卵巢过早衰竭。她们可在疾病发展的较早期将自己卵母细胞冷冻起来，以防止这些疾病对卵巢破

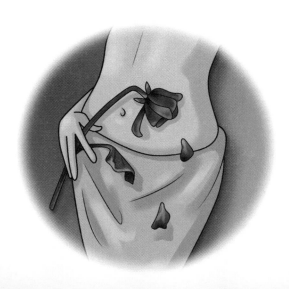

坏所导致的卵母细胞缺乏或者异常。然后在生育年龄利用这些事先冷冻的卵母细胞来进行受孕。

4. 年龄小于 35 周岁的正常女性　现在已经非常明确的是，随着年龄的增加，卵母细胞的数量和质量都显著下降，卵母细胞出现异常的比例会明显上升，进而不育或者出生缺陷的比例也会上升。像徐静蕾一样，为了自己的事业或者其他因素不想过早生育孩子，而又害怕年龄增加使自己可能丧失生育能力。在年轻的时候就选择冻卵，为自己的生育上个保险。这样的话可以使自己安心去打拼事业，追逐梦想，待到合适的时候再生育自己的孩子。这就仿佛是 40 岁的身体

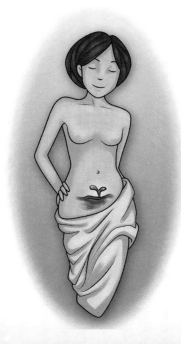

却怀着来自 20 多岁年轻时的卵母细胞发育的胚胎，这会是怎样的一种体验？那些年轻时冷冻卵母细胞的女性在后来生育的时候会感到庆幸，当初幸亏冷冻了卵母细胞，不然在自己想生孩子的时候可能就无卵可用了。

卵母细胞冷冻现在已经算是比较成熟的技术，在临床上已经开始扩大应用。美国生殖医学协会（American Society for Reproductive Medicine，ASRM）通过长期评估，指出利用卵母细胞低温保存出生的孩子没有染色体异常或出生缺陷增加。2012 年 11 月 18 日，现年 45 岁的阿根廷女子莫尼卡利用自己 33 岁时冷冻的两枚卵母细胞和丈夫的精子，生下一对双胞胎女儿，创造了利用储存时间最长的冷冻卵母细胞产子的世界纪录。

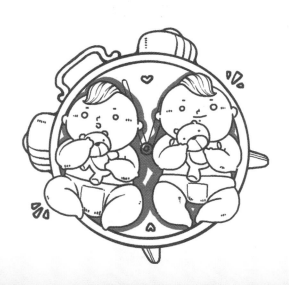

三、卵母细胞冷冻技术有什么不足吗？

卵母细胞冷冻技术带给我们这么多的好处，是否也会带来一些问题，或者其技术本身是否有一些不足呢？

卵母细胞是人体最大的细胞，比较娇贵，里边含有维持胚胎发育所必需的一些营养物质。一般在冷冻过程中，由于会形成冰晶，不可避免地对卵母细胞纺锤体或者染色体造成一定伤害，并且冷冻保护剂的成分也可能对卵母细胞有一定毒性，卵母细胞复苏的过程也会引入新的损伤。因而，质量受影响的卵母细胞可能对胚胎发育以及婴儿的发育构成一定威胁，虽然目前还没有明确报道。卵母细胞

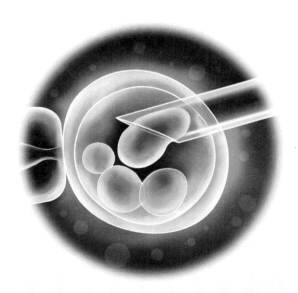

冷冻的取卵过程与试管婴儿的取卵相同。大多要对患者实施促排卵措施，即让患者服用促排卵药物，使其一次排出多个成熟卵母细胞，穿刺针穿刺取卵。促排卵药物有副作用，容易造成女性生理周期紊乱、卵巢早衰、卵巢过度刺激综合征等，极端情况会导致卵巢肿瘤，而且，穿刺手术对身体也有一定的伤害。

像患有肿瘤的女性患者或者试管婴儿失败的患者，冻卵可以为她们减少痛苦，增加生育的机会。然而，对于正常女性，选择冻卵除了卵母细胞质量下降、药物副作用和手术风险以外，还有可能会将她们引入一个新的危险境地——她们可能认为有了生育的保险，就会更加肆无忌惮地推迟生育年龄，进而会增加怀孕和生产的风险。如果说卵母细胞是种子，那么母体的子宫就是种子的土壤。虽然保存了年轻时的卵母细胞，但身体已不是当年的身体，随着年龄增大，受精卵移植后怀孕的成功率随年龄逐渐下降。另外，高龄女性怀孕本身也会增加下一代先天异常的风险，以及孕妇自身患各种并发症的风险。如果这项技术向普通人群开放，可能会给一些女性带来错误的希望，从而把生育年龄严重后移，使得全社会女性生育的整体风险上升，社会医疗成本上升，医学救治的压力增大，同样也会增加两代人之间的年龄差距，进而产生一系列的问题。

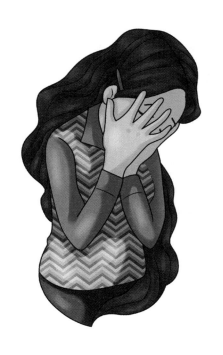

在国外，卵母细胞冷冻已经家喻户晓，并应用广泛。但在中国，冷冻卵母细胞的争议仍比较大。目前冷冻卵母细胞在国内比较受限，单身女性不能实施冷冻卵母细胞，只有符合一定的条件才能进行，比如，上海市卫计委 2013 年出台规定，只在下列两种情况下考虑冷冻卵母细胞：一是有不孕病史及助孕指证的夫妇，在取卵日丈夫取精失败并不接受供精的特殊情况，二是希望保留生育能力的癌症患者，在手术和化疗之前可先进行卵母细胞冷冻。我国法律规定，允许卵母细胞捐赠，不允许胚胎捐赠，而且赠卵只限于人类辅助生殖治疗周期中剩余的卵母细胞。同时，我国还没有针对卵母细胞库的相应法规，国家卫计委也未正式批准任何一家医院建立卵母细胞库。这些规定惹怒了一些女权主义者，她们认为自己的生育权利和自由受到了一定限制。大家已经非常清楚，精子冷冻和捐赠已经非常普遍，并得到伦理和法律的认可。而女性相应的权利并没有得到保障。一些苦于没有自身卵母细胞的女性只能通过地下途径非法购买卵母细胞，或者去国外接受卵母细胞捐赠来实现生育。或者一些真有冻卵需求的女性只能寻求国外的医疗机构来获得冻卵的服务。

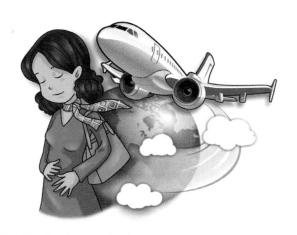

有需求就会有市场，有市场就会有技术的进步和政策的变革，有进步和变革才会弥补需求。相信未来的卵母细胞冷冻，在技术上更加安全和可靠，在法律政策上更加开放和规范，在选择上人们更加明智和自由。

全球范围内卵母细胞冷冻的经验

现代生活节奏快，压力大，许多年轻人没有时间谈恋爱，主动或者被动地保持单身已经成为了社会发展的一种结果。据不完全统计，全国目前大约有 2000 万适龄青年（25～45 周岁）都处于单身状态，他们被称为"空巢青年"。然而，来不及吃饭可用速冻食品来解决，来不及生孩子，卵母细胞可是等待不了多久。女性在出生的时候，她体内的卵母细胞的数量就已经确定，且不会再增加了。随着年龄增长，卵巢内卵母细胞的数量和质量都会迅速下降。在出生时，卵巢中卵母细胞的数量大概为 1 000 000 个，30 岁时下降到 10 000～100 000，40 岁时下降到 1 000～10 000，而在绝经的时候只剩下不到 1000 个。当女性年龄增长时，更容易产生卵母细胞染色体异常，并可能使她们怀孕和足月妊娠变得困难。

　　有科学家研究发现，女性 38 岁之前，其冷冻卵母细胞成功解冻的百分率为 75%，而成功解冻后的卵母细胞成功受精率也为 75%。因此，如果选择冷冻 10 个卵母细胞，则预计其中 7 个能够成功解冻，而这 10 个卵母细胞中应该有 5～6 个卵母细胞可以成功受精并发育成胚胎。由于在一个 IVF 周期内通常有 3～4 个胚胎被植入患者体内。因此，当女性在 38 岁之前进行卵母细胞冷冻时，应该为未来每次受孕尝试储存 10 个卵母细胞。

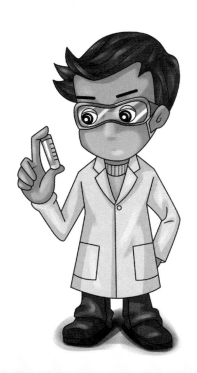

卵母细胞冷冻的技术起步比较晚，技术成熟度远落后于精子和胚胎的冷冻。但以目前技术来说，已经足以在临床开展工作了。2012年，美国生殖医学协会（ASRM）在新版指南中指出，采用卵母细胞冷冻保存技术已经不再是一种实验性方法，可以应用于生殖医学临床，这大大推动了卵母细胞冷冻保存技术和相关临床研究的发展。世界范围内，特别是美国、英国、意大利等国，冷冻卵母细胞技术早就走出了实验室，进入临床应用。

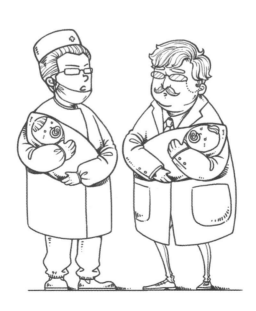

冷冻保存卵母细胞是医学冷冻保存技术的一种，后者指将细胞和组织保存在零度以下的低温环境，暂时中止其生物活动性以待以后使用的技术。虽然人类很早以前就开始尝试应用这种技术，但由于冷冻过程中细胞内外液体形成冰晶，进而对细胞造成损害，因此，这项技术的应用存在缺陷。直到 20 世纪 40 年代，有研究人员发现丙三醇类物质作为冷冻保护剂可以阻止冷冻和复温过程中冰晶的形成和对细胞造成的损害。

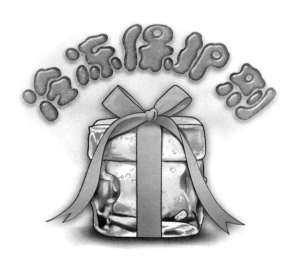

1953 年，第一例冷冻精子婴儿的诞生标志着冷冻保存技术在医学上应用的成功。20 世纪 70 年代开始，科学家开发出更多可以更有效防止细胞内冰晶形成的保存液。另外，研究发现以足够缓慢的速率冷冻，保证细胞有足够的时间脱水，可以避免冰晶形成，从而开发出缓慢冷冻保存技术。1984 年第一例缓慢冷冻胚胎婴儿的诞生标志着这种冷冻技术的成功。

1986 年，第一例缓慢冷冻卵母细胞婴儿的诞生，标志着卵母细胞冷冻技术的成功，更是医学冷冻保存技术的重大突破。1998 年世界首例冷冻未成熟卵母细胞婴儿诞生，1999 年首例玻璃化冷冻卵母细胞婴儿分娩成功。2006 年 1 月，我国首例、国际上第 2 例"三冻"（冻卵、冻精、冻胚胎）试管婴儿在北京大学第三医院诞生。到目前为止，来自冷冻卵母细胞的婴儿已超过百余人。卵母细胞冷冻技术日趋成熟，并得到比较广泛的应用。

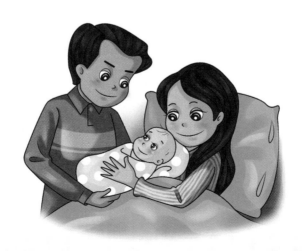

卵母细胞冷冻的费用，在国内外的不同地区和医疗机构差异较大。卵母细胞冷冻费用主要体现在前期检查、卵泡监测、促排卵过程中的药物使用、取卵手术、卵母细胞冷冻及保存方面。据报道在国内的一些医院，一次费用约 1.5 万 ~ 2 万元（后期卵母细胞解冻、授精及胚胎培养费用不包含在内），之后每年还要花费 1800 元用于冷冻保管费用。由于国内人工费用和保管费用要低于国外，因此，总体来说国内比国外要便宜。

卵母细胞冷冻分为慢速程序化冷冻和玻璃化冷冻。两种冷冻方式具体是怎样进行的呢？下边就简单地分别对其进行介绍。

慢速程序化冷冻的原理是通过逐步降温实现细胞的逐步脱水，以达到避免或减少细胞内冰晶形成的目的。冷冻保护液一般包括细胞渗透性保护剂和非细胞渗透性保护剂。细胞渗透性保护剂顾名思义就是保护剂可以直接渗透到卵母细胞中，一般采用的是丙二醇，而非细胞渗透性保护剂不能渗透到卵母细胞中，一般采用蔗糖。慢速程序化冷冻程序一般为：室温下，在低浓度的冷冻保护剂中预平衡，然后再放在终浓度的保护剂中进一步进行脱水。在冷冻仪中使标本逐步降温，并在逐步降温的过程中使卵母细胞充分脱水，之后将卵母细胞投入液氮中。目前有研究认为适当提高蔗糖的浓度，降低冷冻液中钠的含量对冷冻有利。当然需要把握适当

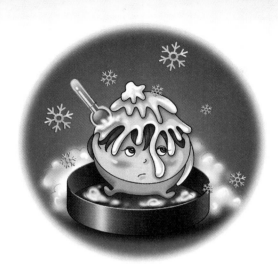

的降温速度以减少细胞内冰晶的形成。

玻璃化冷冻是将高浓度冷冻保护剂在超低温环境下由液态直接冻成玻璃态，也就是无冰晶结构的固态。其冷冻的过程为：室温下，先在平衡液中脱水 5 min，然后移到冷冻液中 1 min，之后将卵母细胞移到冷冻载杆上，直接放置在液氮中。在平衡液中卵母细胞一般是先皱缩，再扩张，恢复到原来的状态。而在冷冻液中，卵母细胞极度脱水和皱缩。需要注意的是该技术需要高浓度的冷冻保护剂，而其毒性比较大，因此，寻求低毒性、高效的冷冻保护剂是科学家所需要关心的课题。

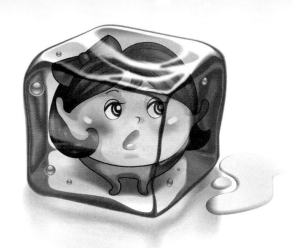

　　玻璃化冷冻相对于慢速程序化冷冻具有明显优势——卵母细胞冷冻时间较短、伤害较小、操作方便，因而目前主要采用该方法。但是玻璃化冷冻的效果也受到很多因素的影响，比如冷冻的速率、冷冻载体、冷冻保护剂、冷冻的操作规范。

　　1999 年，Kuleshova 采用玻璃化冷冻方法冻存卵母细胞获得首例活婴分娩。之后玻璃化冷冻方案不断改进，目前广泛采用的主要为两种方案：一种是 15% 乙二醇、15% 二甲基亚砜和 0.5 mol/L 的蔗糖方案；另一种是 15% 乙二醇、15% 丙二醇和 0.5 mol/L 的蔗糖方案。总体来说，卵母细胞玻璃化冷冻后，复苏后存活率能达到 90% ~ 97%，受精率达到 71% ~ 79%，着床率达到 36% ~ 61%。并且有研究发现，在年轻患者中，玻璃化冷冻复苏的卵母细胞受精率、着床率和怀孕率跟新鲜卵母细胞相比并没有什么差异。然而对于超过 38 岁的女性患者，卵母细胞冷冻复苏的存活率并不随着年龄发生变化，但是冷冻复苏的卵母细胞比新鲜卵母细胞的着床率和怀孕率要低一些。

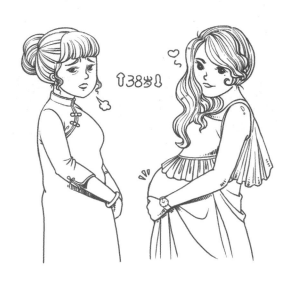

目前关于卵母细胞冷冻时间对受精率和怀孕率的影响研究比较少。有研究发现，在慢速程序化冷冻中，冷冻时间对卵母细胞冷冻复苏后的存活率、受精率和卵裂情况、胚胎质量、着床率和活产率并没有影响。

有研究表明，虽然冷冻卵母细胞纺锤体异常的比例增加，但是染色体异常的比例并不比新鲜组高。另外，也有研

究表明，来自冷冻卵母细胞的新生儿低出生体重和出生缺陷
的比例也没有增加。短期研究数据看上去是让人放心的，但
是对这些后代的健康情况还需长期进一步的观察和追踪。

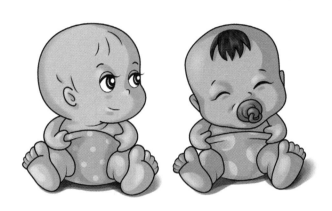

卵母细胞冷冻的安全性

随着冷冻保存技术和辅助生殖技术的发展，卵母细胞冷
冻技术随之发展起来。卵母细胞冷冻保存是辅助生殖领域的
一个重要课题，已经成为女性生育力保护的重要工具，可以
克服胚胎保存所引起的伦理道德以及法律上的问题，为那些
接收化疗、放疗或由于其他原因而不能生育的女性提供妊娠
的机会。但是相对于胚胎冷冻，卵母细胞冷冻一直是生殖医
学领域研究的热点和难点之一。由于卵母细胞体积与表面积

的比例较其他细胞大，含水量高，脱水过程较复杂，对低温敏感，卵母细胞的冷冻保存效率仍远低于其他细胞。

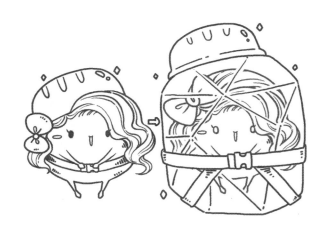

卵子冷冻是指对经过手术方式取出母体的卵母细胞（一般建议提前促排卵增加获卵数）进行慢速或玻璃化冷冻，待准备生育时复苏冷冻的卵母细胞在体外受精后行胚胎移植。世界首例慢速冷冻卵子婴儿于 1986 年诞生，首例玻璃化冷冻卵子婴儿于 2004 年诞生。目前，卵母细胞冷冻在技术和伦理上仍存在较多争议。那么，卵母细胞冷冻究竟是一项什么技术，它的安全性又如何呢？

细胞的冷冻保存实际上是一个脱水的过程。当细胞降温到 $-5℃ \sim -15℃$ 时，首先在细胞外溶液中形成冰晶。由于冰晶不能透过细胞膜，细胞内冰晶不能形成，这样造成细胞质成过冷状态且其化学势能较已部分冷冻了的细胞外液高。由于液体能够透过细胞膜，这就造成细胞内的水分只能由内向外渗透，并继续在细胞外结冰。但如果细胞冷却过慢，细胞内水分不能及时流出，将会导致细胞内液体结冰。细胞内形成的冰晶对细胞可以产生致死性的损伤。

卵母细胞的冷冻保存主要有慢速冷冻和玻璃化冷冻两种方法。玻璃化冷冻是指液体在降温过程中转变为非晶态的固化过程，可以避免细胞内、外冰晶的形成对细胞所造成的损伤。大量研究表明，玻璃化冷冻效果在存活率和成功分娩率上均优于慢速冷冻。

冷冻保存后的卵母细胞并不是全部存活，表明冷冻因素对卵母细胞有损害作用。冷冻后的卵母细胞在结构和功能上表现出了独特的损伤特征。在对冷冻后卵母细胞形态的观察

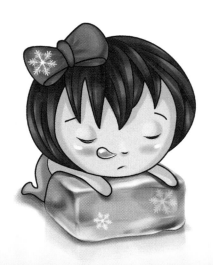

中发现，冷冻因素导致卵母细胞透明带破裂与硬化，损伤卵母细胞皮层下的细胞骨架层，影响卵母细胞纺锤体结构，增加 DNA 的不稳定性。因为对卵母细胞结构的影响，冷冻因素对卵母细胞功能也产生了相应影响，透明带的异常迫使患者只能通过卵胞质内单精子注射（intracytoplasmic sperm injection，ICSI）的方式受精，受精后的卵母细胞卵裂能力下降，进一步损害胚胎发育潜能，降低受精后胚胎着床率，冷冻后卵母细胞产生非整倍体胚胎的概率增加。

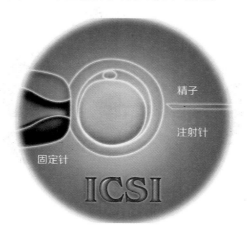

冷冻后卵母细胞质量的好坏将直接影响细胞的受精率、胚胎的存活、胎儿的发育甚至成年后的健康问题。因此，如何评价并选择高质量的卵母细胞是辅助生殖技术面临的关键问题。目前对于卵母细胞质量评价的技术主要有非侵袭性技术和侵袭性技术，非侵袭性技术是利用显微镜对不同发育阶段卵母细胞的显微结构（纺锤体、透明带等）以及后期的发育能力进行观察判断，它是一种无损分析技术，不会对卵母细胞造成损伤，不影响细胞的进一步发育；侵袭性技术主要以测定细胞内一些物质成分及量的变化（腺苷三磷酸含量、钙含量、蛋白组成、DNA 情况等）为手段，实现定量的、准确的质量评价，但这是一种破坏性的评价方法，会对卵母细胞造成不可逆的损伤，测定后的细胞失去了进一步发育的能力。与侵袭性技术相比，非侵袭性技术更适合应用于辅助生殖领域。

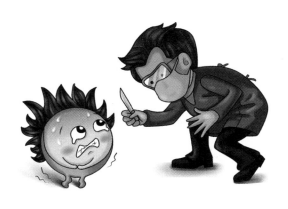

　　与胚胎冷冻技术相比，卵母细胞冷冻有其特有的优势。胚胎冷冻技术是一项已成功用于临床、具备多项优势的辅助生殖技术。冻存胚胎可以减少一个新鲜周期中胚胎的移植数，从而降低了多胎妊娠的风险，同时也避免了重复促排卵的需要，并增加了累计妊娠率。但是，胚胎冷冻保存并不适用于所有患者，因为个人宗教信仰、道德约束以及一些国家法律的限制，胚胎冷冻保存不能被广泛地接受和应用。胚胎的冷冻保存会造成许多争执甚至法律纠纷，尤其在夫妇出现了离婚或分居的情况下。卵母细胞的冷冻保存对于许多进行辅助生殖技术的夫妇来说是一个可行的方案，而且，卵母细胞的冻存可以避免很多个人宗教问题及法律所有权问题。

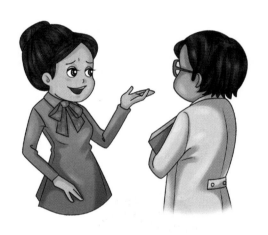

目前，卵母细胞冷冻保存技术中仍存在一些需要改善的地方。迄今对于冷冻卵母细胞出生的子代随访仍缺乏大样本随机对照研究，尤其缺乏这些儿童长期生长发育数据。目前研究表明冷冻卵母细胞所形成胚胎的染色体异常发生率并未明显升高，新生儿出生体重在正常范围内。随着采用卵母细胞冷冻保存患者数量的不断增加，对于卵母细胞冷冻保存的长期影响需要继续随访，以进一步提高卵母细胞冷冻保存的安全性。

如何改善卵母细胞质量

　　卵母细胞质量是影响妊娠结局的关键因素，是胚胎发育能力的决定因素。在辅助生殖技术助孕过程中，有相当一部分高龄、反复种植失败或反复流产的患者，要想改善这些患者的妊娠结局，关键在于改善卵母细胞质量以获得良好发育潜能的胚胎。卵母细胞质量与年龄密切相关，随年龄增长，卵巢储备下降的同时，卵母细胞质量也相应变差。此外，卵母细胞质量还与遗传、免疫、内分泌代谢、超排卵等有关。

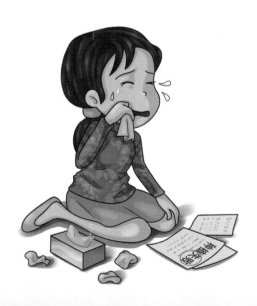

一、药物改善

高龄女性的卵母细胞质量下降是公认的事实，而卵母细胞质量是妊娠成功与否的关键因素，导致女性生育力随年龄增长而下降。高龄妇女的抗氧化能力下降，自由基减少，活性氧堆积，功能性的腺苷三磷酸（adenosine triphosphate，ATP）减少，导致卵母细胞减数分裂过程中染色体分离障碍，形成非整倍体胚胎。研究发现卵巢早衰的患者卵母细胞数目减少的同时质量下降。若干种激素（如促卵泡激素、黄体生成素）合成相关基因发生突变可影响卵泡功能和卵母细胞质量。目前研究认为骨形态发生蛋白 -15 的突变可能与卵巢功能减退和卵母细胞质量下降有关。同时，肥胖、糖尿病、多

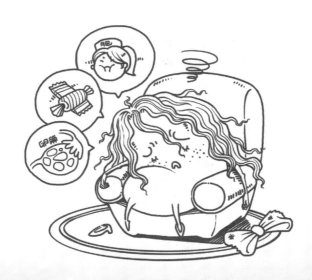

囊卵巢综合征等内分泌代谢异常患者的卵母细胞发育潜能受损，说明卵巢功能减退与代谢异常存在显著关系。

因为卵母细胞质量与妊娠结局密切相关，改善卵母细胞质量是生殖医学研究领域的一项重要课题。研究发现，辅助生殖促排卵过程中添加生长激素作为辅助治疗手段可提高卵母细胞质量，有效改善妊娠结局。生长激素是腺垂体分泌的一种蛋白质激素，对人体各种组织尤其是蛋白质有促进合成的作用，是人体内的一种重要激素。目前，生长激素辅助治疗主要用于控制性促排卵方案中卵巢低反应的患者，通过提高该类患者卵母细胞质量，从而改善受孕能力及妊娠结局。

目前有研究证实在进行辅助生殖过程中，预先对低反应患者给予脱氢表雄酮的治疗可以改善卵母细胞质量，提高活

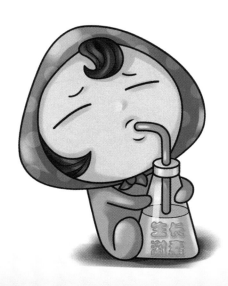

产率。脱氢表雄酮是卵巢和肾上腺激素合成过程的重要中间产物，是雌激素和雄激素合成过程中的前体物质，近年来广泛应用于辅助生殖技术中低反应患者的辅助治疗。

近来也有单位使用辅酶 Q10 辅助治疗以提高卵母细胞质量。卵母细胞成熟和胚胎发育所需的能量完全依赖于线粒体氧化磷酸化产生的 ATP。辅酶 Q10 是一种重要的抗氧化物质，对线粒体有保护作用，可以保护线粒体不受氧化损伤，增加卵母细胞线粒体 ATP 合成，减少活性氧类物质水平，有助于减少非整倍体卵母细胞的产生。辅酶 Q10 的体内合成过程非常复杂，确切机制尚不明确。有研究显示随着年龄的增长，辅酶 Q10 的含量出现了器官特异性的衰减。辅酶 Q10 对于线粒体的重要性使其有希望成为提高卵母细胞质量的辅助治疗药物。

二、生活方式改善

当然，日常生活中各种生活方式的改善也对卵母细胞的质量产生了重要影响。

1.压力　随着社会的不断发展，生活节奏日益加快，职业女性所承受的压力越来越大，研究发现压力会影响女性内分泌激素的分泌，导致体内多种激素稳态失衡。关于紧张的生物机制研究表明，在紧张反应中下丘脑-垂体-肾上腺轴发挥重要作用，紧张可使下丘脑-垂体-肾上腺轴功能亢进，表现为下丘脑精氨酸生压素、促肾上腺皮质激素释放激素、垂体促肾上腺素过度合成和分泌，它们可以直接或间接影响下丘脑-垂体-肾上腺轴的分泌，进而使卵泡刺激素、黄体生成素、催乳素的分泌改变，最终影响生殖健康。因此调整心绪，保持乐观愉快的心境对卵巢正常功能的维持非常重要。

2. 饮食　研究认为，饮食可以通过影响下丘脑-垂体-卵巢轴影响排卵和生殖健康，在平常的饮食中，应避免暴饮暴食，注意膳食平衡，以低油低脂食物为主。

3. 烟酒　香烟和酗酒均会直接或间接影响卵母细胞的功能，女性应尽量远离烟酒。香烟中的尼古丁可直接或间接影响卵母细胞质量。近年来，人群流行病学调查发现妇女孕期烟气暴露与生育力下降、流产、新生儿低体重、新生儿猝死综合征高度相关。体外受精实验发现，无烟气暴露史的女性受孕成功率高达 48.3%，而烟气暴露的女性受孕成功率仅为20%。酗酒也同样会直接或间接影响卵母细胞的正常发育。有研究发现，乙醇中毒可以引起 FSH 和 LH 水平发生改变。目前乙醇影响卵巢功能的机制还不明确，有学者认为可能和女性体内雌激素水平高有关，雌激素的分泌妨碍了乙醛脱氢酶的作用，这种酶可将乙醇生成的乙醛催化转变为无害的乙酸。一旦机体中乙醛脱氢酶丧失作用，乙醇氧化成的乙醛会对卵巢产生直接毒害作用。也有学者研究认为，乙醇可能改变了生殖细胞酶的活性，影响了下丘脑 - 垂体激素的分泌，从而影响卵巢的功能和结构。

4. 电子辐射　现代生活中的各种辐射越来越多，研究发现手机等电磁辐射会导致细胞形态异常、DNA损伤，女性应注意使用电脑的时间，避免长时间使用电脑。

5. 睡眠　睡眠是恢复体力、修复机体、调节激素分泌最好的方式。良好的睡眠会维持体内激素分泌在正常水平，睡眠质量异常或睡眠过少会导致生物钟被打乱，影响体内各项激素分泌，影响卵子的成熟及排卵过程。为了保证良好的睡眠，睡前不要喝咖啡、浓茶等有兴奋作用的饮品，不要过多使用电脑。

6. 运动　适当的体育锻炼可以帮助女性提高身体素质，确保卵子的质量。

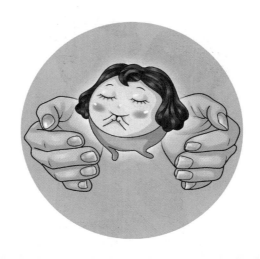

北京大学第三医院卵母体外成熟技术的应用

我们常说，医学是有局限性的，但追求科学进步的脚步却永不停歇。北京大学第三医院（简称北医三院）每年都会有新的医疗技术在开展，它们经过严格的审批和长期观察，不断转为常规技术普及应用，给患者带来新的希望。下面让我们从1位患者的救治经历谈起吧。

2012年11月25日，37岁的温女士忐忑不安地被推进了北医三院生殖医学中心的手术室，接受她人生的第5次取卵手术。因为双侧输卵管阻塞、多囊卵巢综合征，结婚7年

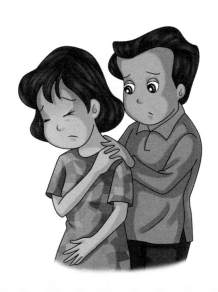

来她从未怀孕。夫妻俩辗转多家医院，先后 4 次进行了常规的体外受精–胚胎移植（IVF）治疗，却始终没能成功妊娠。而由于多囊卵巢综合征的缘故，取卵后常伴有胸水、腹水、腹胀等程度轻重不一的卵巢过度刺激综合征卵巢过度刺激综合征症状，严重时还需要住院治疗。

这些痛苦的经历让她焦虑不安，但是想要成为一名母亲的愿望是如此强烈，反复失败后夫妻俩慕名找到了北医三院生殖医学中心主任、国内著名生殖内分泌专家——乔杰教授进行治疗。

鉴于患者既往的卵巢过度刺激综合征病史，结合超声显示每侧卵巢均有 10 余个窦卵泡，乔教授为患者制订了个体化的新方案：未成熟卵体外成熟技术。即在患者的自然周期，不采用常规的促排卵药，而是直接将患者卵巢中的不成熟卵母细胞取出，在体外进行培养，待其成熟后进行卵胞质内单精子注射受精以获得胚胎。

这样的处理不仅可以避免卵巢过度刺激综合征的发生，而且节省了高昂的促排卵药物花费，简便经济。乔杰主任反复向患者交代了新技术的优点，但当温女士躺在手术室时，心中仍然有一丝疑虑和担心：新方案结果会怎样？不用促排卵药胚胎质量会好吗……

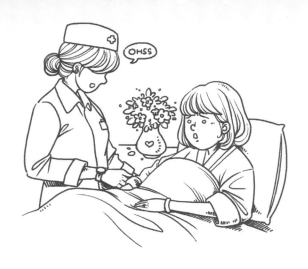

　　手术室里，取卵大夫正进行着紧张的操作：没有经过促排卵处理的卵巢，体积较小、容易活动，穿刺取卵的难度很大。采用特殊的穿刺针，将卵巢中的 6～8 毫米的小卵泡逐一刺破，抽吸出的卵泡液迅速被传递到 IVF 实验室。

　　显微镜下，胚胎学家仔细辨认卵 - 冠 - 丘复合物并迅速清洗，一共获得了 9 枚未成熟卵母细胞，放到特殊的培养体系中进行体外培养，24～48 小时后再根据卵母细胞的成熟情况进行卵胞质内单精子注射。

　　这一次取卵后，温女士没有出现任何腹胀、胸腔积液、腹腔积液等症状。4 天后，2 枚优质胚胎被移植到她的子宫中，移植后第 14 天，血 hCG 结果阳性……

　　2013 年 9 月一名健康的女婴呱呱坠地！她激动地喃喃自语："我终于当上妈妈啦！"

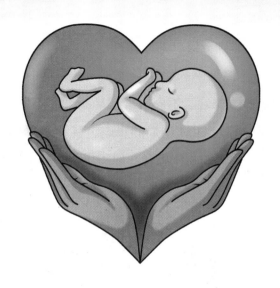

对不孕妇女，尤其是多囊卵巢综合征患者、卵巢过度刺激综合征高危人群、多次促排卵失败人群，在自然周期获取未成熟卵，经过体外成熟后再进行体外受精，是一种更符合人类生理状态的治疗方法，也是辅助生育技术发展的一个重要方向。

北医三院生殖医学中心于 2007 年开始探索未成熟卵体外成熟技术（in vitro maturation，IVM）的临床应用。未成熟卵体外成熟技术是指在不用促性腺素的自然周期或未被充分刺激的卵巢穿刺抽吸小窦卵泡，获取未发育成熟的卵母细胞，在特殊研制的体外成熟培养体系中培养 24～48 小时，获得成熟卵母细胞，完成体外受精、卵裂等胚胎发育过程，移植胚胎后获得妊娠分娩。在前期动物实验及人类废弃未成熟卵的实验基础上，尝试了通过穿刺抽吸获取未成熟卵、对其进行实验室鉴别分级、建立体外成熟培养体系等技术。建立了 IVM 治疗周期临床操作常规，包括取卵时机选择、黄体支持方案等。探索了不同激素启动条件、不同生长因子、不同培养时间等对 IVM 结局的影响，优化培养体系和临床方案，并推广应用于临床患者，取得了优异的临床疗效。

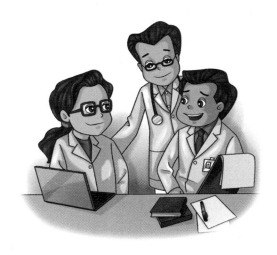

在体外受精 - 胚胎移植（IVF）治疗周期中，为了提高成功率，临床上普遍采用大剂量的促性腺素，通过控制性超排卵在一个周期获得多枚成熟卵母细胞。但是随着促性腺素的广泛应用，其副作用也逐渐显现：最为突出的是卵巢过度刺激综合征（OHSS），发生率为 1%～4%，不仅损害胚胎的植入和发育，重度 OHSS 甚至危及母亲生命。

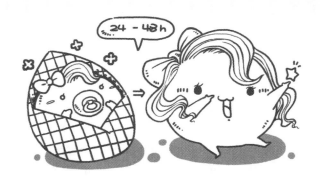

　　1991 年 Transon 报道尝试使用 IVM 技术治疗不孕妇女，尤其是多囊卵巢综合征患者、卵巢过度刺激综合征高危人群。但是，因为受体外培养条件限制，临床结局不满意，临床妊娠率和活产率均明显低于 IVF 周期，IVM 技术未能在国际上大规模推广使用。如何使体外成熟的卵母细胞获得与体内成熟卵母细胞类似的发育潜力一直是 IVM 领域的研究热点。

IVM 与传统治疗方法的区别？

　　卵子的成熟包括细胞核的成熟和细胞质的成熟。只有细胞核和细胞质均成熟的卵母细胞才具有受精能力。体外成熟的卵母细胞往往难以达到核、质同时成熟，从而影响了后续的受精和着床能力。

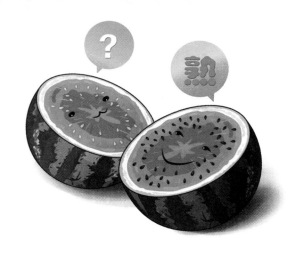

　　通过前期实验和临床实践，我们认为患者的基础状态、不同的激素启动条件、合适的取卵时机以及最重要的成熟稳定的体外成熟培养体系是影响 IVM 结局的关键因素。国外研究认为取卵前添加 hCG 有助于提高临床妊娠结局。

　　我们通过临床随机前瞻对照研究发现取卵前给予外源性的 hCG，虽然提高了核成熟率，但加速了核 / 质成熟的不同步性，并不能提高临床妊娠率和活产率；而在体外培养体系中添加生长因子，可以更好地模拟体内的生理环境，促进卵母细胞的发育；而且，我们对不同成熟培养时间的卵母细胞进行了对照研究，确定合理的培养时间，改善胚胎质量，增加囊胚形成率。

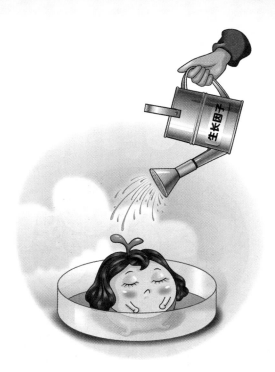

通过上述的实验结果，我们建立了具有自身特色的、覆盖临床到实验室的一整套完善的 IVM 培养体系，多囊卵巢综合征患者采用 IVM 技术可以获得与 IVF 类似的临床妊娠率和着床率，达到国际先进水平。

另外，IVM 治疗结局的安全性也一直是国内外研究关注的重点。从项目开展至今，已有约 500 例患者在北医三院接受了 IVM 治疗。对 IVM 治疗后的妊娠患者进行追踪随访的结果提示：IVM 出生婴儿的围产结局、性别比与 IVF 婴儿无差别，为 IVM 治疗的推广应用提供了坚实基础。

这项技术适合哪些患者呢？IVM 适合多囊卵巢综合征患者、既往促排卵后出现卵巢过度刺激综合征的患者、卵巢反应不良人群、因肿瘤等不适宜行常规促排卵治疗的患者。

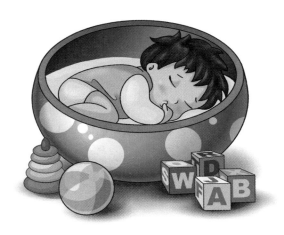

胚胎冷冻

什么是胚胎冷冻

　　随着辅助生殖技术的不断发展和促排卵激素（如 FSH、GnRH-α、hMG 和 hCG 等）的应用，患者在一个辅助生殖治疗周期中通常会募集众多卵母细胞，获得相当数量的卵子（10～30 枚），这为体外受精 - 胚胎移植技术的成功和移植成功率的提高提供了前提和保障。然而，众多的卵子受精后所形成的胚胎远多于一次移植胚胎所需的数目（1～3 枚/周

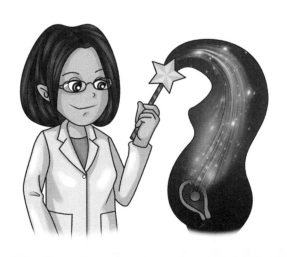

期）；移植后剩余的胚胎需要进行冷冻保存，以便在合适的时间内进行解冻复苏并移植，进而增加 IVF-ET 患者的妊娠机会。因此，胚胎冷冻保存是辅助生殖技术中必不可少的重要组成部分。

胚胎冷冻是将移植后剩余的胚胎作为冷冻对象，经过一定程序和操作步骤进行降温并冷冻，然后储存在 −196℃的液氮中备用。胚胎冷冻之初，临床医生、胚胎学家和基础研究工作者进行了大量的研究来优化和改进人类胚胎的冷冻方法。大部分研究集中在临床和实验室两个方面。在临床上主要探讨促排卵的刺激方案、配子和胚胎质量、患者年龄及自身状况、解冻移植时间和移植日患者内膜状况等，从这些方面进行优化。实验室主要从冷冻液、冷冻保护剂、冷冻程序及设备、胚胎质量、解冻条件和解冻培养液等方面进行优化和改进。随着胚胎冷冻保存技术的不断发展和优化，人类第一例第三天胚胎冷冻解冻婴儿在 1983 年出生。之后经过近 30 年的发展和完善，胚胎冷冻复苏率、着床率和临床妊娠率都得到了明显提高，取得了令人满意的效果。目前，该技术已成为生殖中心辅助生殖技术中的一种常规技术。胚胎冷冻保存的目的是将移植后剩余的胚胎进行高效、高质量的冷冻保存，使之能够保存胚胎的生命活力，待复苏后能够持续发育，移植后能够长成健康的个体。

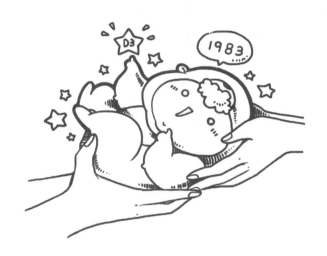

胚胎冷冻技术有非常重要的意义。冷冻胚胎保存能够增加 IVF-ET 患者的妊娠机会，提高了 IVF 治疗的成功率，帮助患者选择在最合适的移植时间进行移植，特别是因自身原因该周期不能移植的患者（如子宫内膜因素、孕酮过高、卵巢过度刺激综合征、感冒、发烧、腹泻、传染病排查和心理因素等）；减少多胎妊娠的概率，提高 IVF 治疗总体效率，避免反复促排卵治疗；同时也是生育力保存的有效方法。因此，胚胎冷冻技术是 IVF 中不可或缺的重要组成部分。

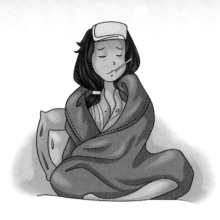

　　生殖领域中你可能时常听你的医生或病友津津乐道地谈起"冷冻"。成熟的胚胎冷冻技术让我们拥有一个庞大的冷冻保鲜库，最大限度地保存我们的生育潜力。关于冷冻，你是否会疑惑有些什么方式？各有哪些用途？我适合怎样的保存方式……今天，让我们一起揭开"冷冻库"的神秘面纱。

　　胚胎冷冻是指将促排卵治疗后形成的胚胎于 -196℃液氮中冷冻保存，使胚胎发育停滞在特殊阶段以便必要时使用的一种技术。胚胎冷冻分为卵裂期（第三天）胚胎冷冻和囊胚（第五天）胚胎冷冻。胚胎数量多、质量好、条件许可情况下，新鲜胚胎移植后，可将多余的胚胎冷冻保存，若新鲜胚胎移植失败则可待以后自然周期或人工周期解冻后植入子宫腔内，将增加受孕的机会；新鲜周期中由于内膜因素、激素因素、输卵管积水或考虑过度刺激风险而不宜新鲜胚胎移植者，可全部胚胎冷冻，待自然周期或人工周期进行胚胎复苏移植。

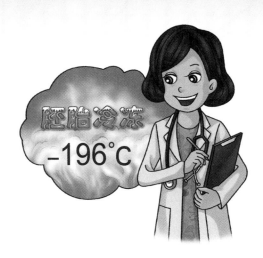

　　每种"冷冻"形式都有其适应证，患者究竟适合用哪种冷冻方式保存生育力，需要医生根据患者具体情况制订具体方案。

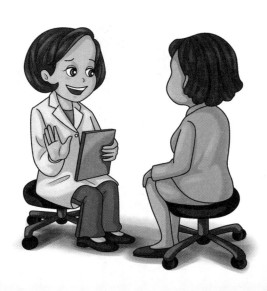

胚胎冷冻的作用

对不孕症患者进行"试管婴儿"的疗程中，一般会借助促排卵药物的刺激来增加成熟卵子数，往往可使卵巢一次生长十个以上的卵子。但实际上在每一次的"试管婴儿"疗程中，只有 1~3 个胚胎移植回子宫腔。植入过多的胚胎可能增加多胎的危险性，因此剩余的胚胎可进行冷冻保存。如果在治疗的周期没有成功，保存的胚胎可以在以后的自然排卵周期或激素替代周期移植回母体，不必再进行超排卵，不但可免除打针的痛苦，也可节省不少费用。

在技术方面，慢速冷冻和玻璃化快速冷冻两种方法都能对胚胎进行良好保存。玻璃化的方法成本较高，但该方法快

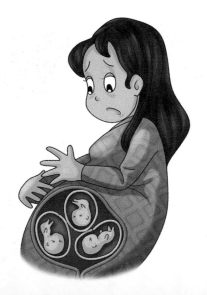

速且存活率及妊娠率都相当好。

胚胎冷冻必须选择质量好的胚胎，因此胚胎评分标准也很重要，把具有发育潜能的胚胎予以冷冻，将来才可以提供给患者以备解冻使用。

胚胎冷冻的适用对象（适应证）

1. IVF（ICSI）治疗周期中胚胎移植后剩余可以利用的胚胎；

2. 本治疗周期母体因子宫环境不适合怀孕（例如：发生严重卵巢过度刺激征或子宫内膜不佳等），也可先冷冻保存，暂缓植入，待适当的时机再做解冻；

3. 本治疗周期有发热、腹泻等全身性疾病不能移植者；

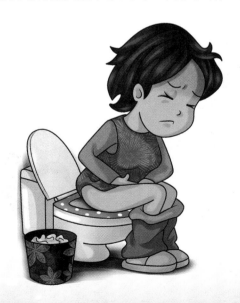

4. 对于有可能丧失卵巢功能的患者（例如：要接受化学治疗、放射治疗或切除手术等），也可选择胚胎冷冻来保存其生育能力。

但该方法也有其局限性：胚胎冷冻需要先行促排卵获取卵子，而部分肿瘤患者可能不适宜，或没有足够的时间使用超促排卵药物，所以这一方法对她们来说缺乏可行性；再者，对于儿童期恶性肿瘤患者而言，胚胎冷冻保存明显缺乏可操作性；最后，即使能够完成超促排卵以及取卵，每次能够获取的真正可用的卵子往往不超过 10 枚，因此患者通过这一方法成功怀孕的概率相对较低。并且由于不同人的胚胎浸入同一液氮罐，理论上存在交叉感染的风险，故应隔离乙型肝炎、丙型肝炎等患者。

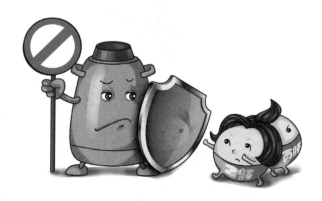

目前全胚冷冻后择期冻胚移植对于以下患者而言是减少卵巢过度刺激综合征等并发症发生、提高种植率、改善妊娠结局的重要措施：卵巢过度刺激综合征高危倾向、hCG 日血孕酮值升高、子宫内膜薄等一些不适合新鲜周期移植的患者。对于部分全胚冷冻患者，特别是卵巢过度刺激综合征高危患者，获卵数多，可利用胚胎相对多，冷冻时间长，费用高。如能在确保患者妊娠率的前提下，将胚胎培养到囊胚后再进行冷冻，则能减少可利用囊胚的冷冻数目，降低冷冻费用，同时也为单囊胚移植、避免多胎妊娠提供了可能。所以对于胚胎冷冻技术，大家还需合理选择。

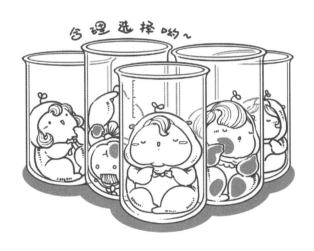

冷冻胚胎移植与新鲜胚胎移植的比较

哪种移植方式才是最好的胚胎移植方式，是新鲜胚胎移植还是冷冻胚胎移植呢？

在过去的十年里冷冻胚胎植入和怀孕率得到了巨大的提升，导致越来越多的医生推荐他们的患者使用冻胚移植，因为他们认为冻胚移植要优于新鲜胚胎移植。出现这样的改变主要是由于以下三方面的原因。

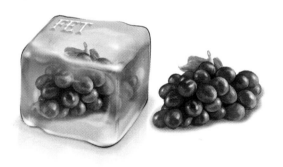

第一，是因为技术的引进。差不多 10 年前出现的超高速胚胎冷冻保存（玻璃化冷冻）能够快速冷冻胚胎（与以前使用的"传统"慢速冷冻法相比快约 60 000 倍）。慢速、"传统"的冷冻方法会导致细胞内形成冰晶，造成胚胎损伤，导致胚胎存活率较低。那些存活下来的胚胎植入潜能明显降低。简单来说，临床妊娠率相对惨淡。相比之下，超速的冷冻过程（玻璃化冷冻）能够避免细胞内冰晶形成，超过 90% 的玻璃化冷冻的胚胎都能存活下来，基本上不受冷冻和复苏过程的影响，植入和妊娠时胚胎的发育潜能至少和新鲜胚胎移植一样好，甚至可能比新鲜胚胎还好。

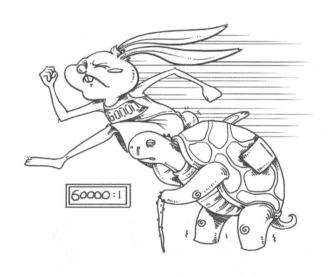

第二，胚胎冷冻保存的主要是胚胎发育第五天的囊胚。科学家们认识到由于染色体异常（非整倍体），绝大多数情况下胚胎都不能发育到囊胚阶段（5~6 天）。此外，冻胚移植时，可以选择性地移植质量较好的囊胚，从而显著提高植入和妊娠率，减少每次需要移植的胚胎，减少多胎妊娠的可能性（三胞胎或更多），减少母亲和婴儿的风险。

第三，得益于近期的胚胎核型分析或胚胎植入前遗传学筛查等方法的引进，一些新方法被应用，如：比较基因组杂交和下一代基因测序。胚胎植入前遗传学筛查能够准确识别那些"合格"的胚胎——含有 46 条完整染色体（即整倍体）。胚胎植入前遗传学筛查结合胚胎冷冻，其优势在于允许在几个辅助生殖周期内"贮存"胚胎（就像存入银行一样），便于日后进行单囊胚或双囊胚移植，这样的组合大大提高胚胎移植的效率，同时降低了流产和出生缺陷的风险。这样的"胚胎银行"可以减缓不断前进的生物钟带来的不可避免的不利影响，尤其是年纪较大和卵巢储备耗竭的女性。

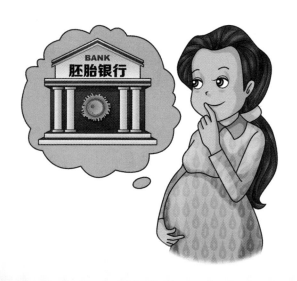

试管婴儿冻胚移植与鲜胚有什么不同？

很多人都会认为试管婴儿鲜胚移植的成功率比冻胚移植成功率要高，其实，试管婴儿鲜胚和冻胚的成功率是因人而异的，也依不同情况而定。

试管婴儿冻胚移植与鲜胚的最大区别是移植时间不同。为了保障试管婴儿成功率，如女性存在不适合鲜胚移植的情况，医生就会建议冷冻胚胎，并在下个周期进行冻胚移植。鲜胚移植是在促排卵过程中取卵后第三天进行的移植，胚胎没有经过冷冻，一直处在37℃左右的环境中生长，但母体、子宫内膜、卵巢都还是处在大量激素作用下的状态。

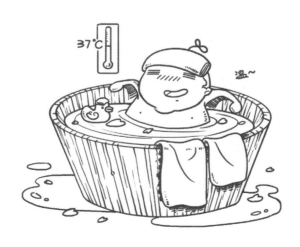

冻胚移植是指胚胎由 37℃经冷冻程序被保存在 –196℃的液氮中一段时间，在母体状态合适的时候进行胚胎复苏（由 –196℃解冻至 37℃）后植入母体子宫，在这个时候母体、子宫、卵巢都处于一个相对正常的生理状态，但胚胎要经历冷冻和复苏两个过程，在这两个过程中温度会发生急剧变化。因为冻胚移植的胚胎经历了冷冻和复苏两个过程而能保持良好的分裂状态，说明能够复苏成功的胚胎都已身经百战，发育潜能相对较好，可能表现为较高的成功率。

试管婴儿移植的胚胎可以分为冷冻胚胎和新鲜胚胎后，很多人都会有这样的疑问：冷冻胚胎和新鲜胚胎移植相比究竟哪个较好？对于这个问题的答案其实并不是绝对的，需要结合患者自身的条件和实际情况进行综合判断。

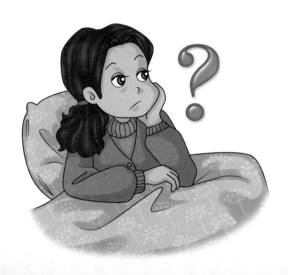

理论上来说，鲜胚移植和冻胚移植并没有太大区别，对于患者来说只有适合自己的实际情况，才能获得更高的成功率。而一个患者要选择鲜胚移植还是冻胚移植，要从以下几个方面来考虑。

1. 从胚胎方面考虑　目前的冻胚技术已经非常成熟，冻胚和鲜胚并没有本质区别。从某种程度上来讲，胚胎冷冻还有利于选择出优势胚胎，因为冷冻环境可能造成胚胎不同程度的损伤，如果解冻后胚胎能继续发育，说明该胚胎有较高的潜力，更容易生存。

2. 从患者角度考虑　鲜胚移植过程虽然比较简单，但是对于患者自身的条件有严格要求，如果患者的身体情况不适

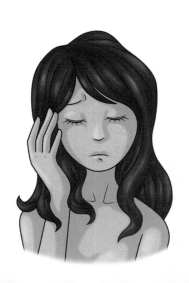

合移植鲜胚，那就应该选择冻胚移植。新鲜胚胎移植是在患者用了各种激素和药物后进行的，这些激素和药物如果对患者体内的内分泌环境没有造成明显影响，那就可以选择鲜胚移植。但有的患者进行一系列促排治疗后，会出现一定程度的内分泌暂时紊乱，患者的子宫情况也许没有与胚胎发育达到同步，这种情况下勉强进行鲜胚移植只会降低成功概率，所以这时将胚胎冷冻，待患者身体情况恢复后再进行冻胚复苏移植比较好。

3. 在一个周期中获得胚胎的数量较多时，可以将多余的胚胎进行冷冻，储存在液氮中，防止一次移植不成功，待日后解冻再一次移植，避免反复取卵的过程，每次植入新鲜胚胎的数目要少一点，多余的质量较好的胚胎我们可以进行冷冻，这样下次如果有需要时，解冻再用还可以再怀孕一次，

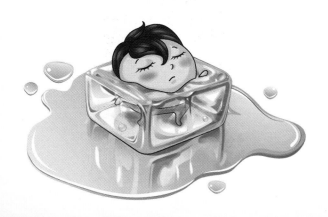

因此整体来讲，可以增加累积怀孕的机会。也就是本来取一次卵只有一次怀孕的机会，现在可以变成两次、三次甚至更多次，累计活产率得到了一定的提高。

4. 至于鲜胚与冻胚之间的比较，很明显冻胚多了一道冷冻与解冻的环节，这两个环节可能会对胚胎的完整性造成一定的损伤，降低胚胎的发育潜能。从这一点上来看，鲜胚移植是要优于冻胚的。

试管婴儿移植失败属正常情况，因患者移植时的情况不同，胚胎质量不同，对胚胎移植成功与否也有很大影响，所以即使一次移植失败，也不代表就当不上爸爸妈妈了，这时，听从医嘱积极准备下一周期，怀孕的希望还是很大的，姐妹们莫要灰心。再先进的技术与设备，人的因素也是第一

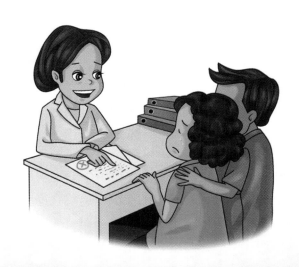

位的。所以，年龄也是试管婴儿技术成功与否的重要因素。一般说来，女性年龄越大活产率就越低，因为超过了最佳的生育年龄，卵巢功能就会衰退，卵子质量也会随之下降，机体内分泌水平也会降低。所以试管婴儿成功率就会大大降低。因此建议不孕不育症患者抓紧时间选择适当的方式进行治疗。

如何改善胚胎质量

胚胎冷冻的原理是利用程序化冷冻或玻璃化冷冻技术将经过体外受精形成的胚胎存置于 $-196℃$ 的液氮环境中，使胚胎发育停滞在特殊阶段以便必要时使用的一种技术。

国家规定，35 岁以下的妇女第一次移植胚胎数量不得超过 2 个，35 岁以上或第二次移植可以放 3 个。因此，接受试管婴儿技术治疗的妇女可以将没能用于移植的胚胎冷冻保存，以备首次移植不成功，或是还有生育二胎的需要时解冻使用。另外，有些患者因暂时无法进行胚胎移植手术，也需要把胚胎冷冻起来。

冷冻胚胎的"住所"有多严格？医院的生殖实验室是全密封的，没有窗户，天花板上的层流设施负责净化空气。进入实验室之前，所有人都得换上全套医用一次性消毒服，戴上一次性口罩、帽子，换上消毒拖鞋。即使如此，仍不能直接进入实验室，还必须要接受 30 秒钟的"风淋"——把粘在身上的线头、毛发、灰尘等统统吹走。甚至带香味的护肤品、洗发水，都是实验室的严格禁忌。

促排卵会加速女性衰老吗？有人说女性一生中排卵的个数是有限的，每个月排一个，排完了就意味着老年期到来。这是不科学的说法。准确地说，一个女性一生大约排 500 批左右的卵。每个月排卵期前为卵泡募集阶段，这期间会募集到一定数量的卵泡。但在人体自然激素水平下，每个月一般只会有一个优势卵泡排出，其他就会自然凋亡。促排卵技术是让女性把一个月周期内募集的卵泡都动员出来，并不是提前把后面几个月的卵都排了。所以促排卵并不会加速女性衰老。

不论是冷冻胚胎还是新鲜胚胎技术，最终胚胎将被保存于液态氮中（–196℃），世界上只有极少量的中心将胚胎保存于液氮蒸气中（–185～–180℃）。在液氮中细胞酶的活力几乎完全受到抑制，也就是说细胞进程处于"停滞"状态，唯一的损害因素来源于外界的物理辐射对遗传基因的破坏。而专家通过实验证明：使用相当于自然界 2000 年的辐射剂量对液氮中保存的小鼠胚胎进行照射，既不影响它们的生存力和活力，也没有导致畸胎率的升高。也就是说理论上，在稳定的液氮环境及自然界辐射下，胚胎可以保存 2000 年以上。当然，实践上远远无法证实，也无法达到这一点。2006

年在西班牙诞生了在液氮里被保存了 13 年的胚胎发育成的婴儿；而这一纪录在 2010 年被刷新，美国诞生了在液氮里被保存了 13.5 年的胚胎发育成的婴儿。因此，从实践出发，胚胎可以在液氮里保存 5～10 年，但冷冻时间的延长会伴随许多医学、社会伦理问题，目前国内大型生殖中心的胚胎库内都保存着许多已经成功生育夫妇得来不易却"用不上"的胚胎。随着母亲年龄增长，受孕概率下降，这些胚胎存在的意义也越来越小。在英国人们可以将自己的冷冻胚胎保存 5 年，若想延长期限则需向政府机构提出申请；而西班牙则并未对胚胎的冷冻保存时限进行规定；我国目前尚无相关法规，相信在不远的将来，会有相对完善的政策出台。

目前通常使用玻璃化胚胎冷冻技术。玻璃化冷冻保存人胚胎尚不成熟，在世界上还未有标准的玻璃化冷冻方法。大量实验研究结果表明，应用合理的玻璃化冷冻液以及提高玻璃化冷冻速率等是提高胚胎玻璃化冷冻保存效果的有效措施。不同的冷冻方法、种类、不同发育阶段的胚胎要选择不同的保护剂。同时，保护剂的使用浓度和作用时间在保护效果上也有很大差异，所以严格筛选和配制低毒高效的玻璃化溶液是玻璃化冷冻胚胎的重要因素。迄今已有二十余种玻璃化冷冻溶液被报道，但是，目前尚无公认的最佳玻璃化溶液配方，仍在继续寻求低毒高效并且适合不同发育阶段胚胎的玻璃化溶液和最适平衡时间。

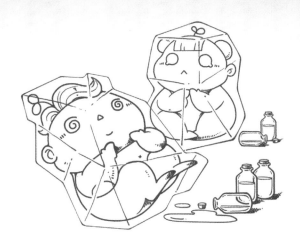

　　玻璃化冷冻液对胚胎的毒性和渗透损伤程度与冷冻保护剂的浓度、处理时间和温度等因素有关。玻璃化溶液中的低温保护剂只有渗透入胚胎的细胞质才能起到保护作用。但完

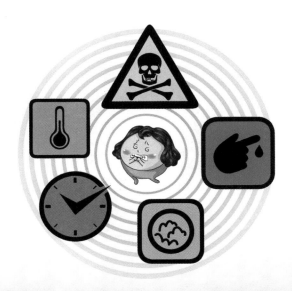

全的渗透作用会增加脱水时因化学毒性或高渗膨胀引起损伤的可能性。控制低温保护剂的渗透程度及细胞质脱水程度的一种有效方法是分步平衡法。先把胚胎放入较低浓度的玻璃化溶液中，平衡一定时间，使低温保护剂渗入细胞质。然后将胚胎移入较高浓度的玻璃化溶液中，既可缩短平衡时间又可防止低温保护剂的化学毒性并限制其过度渗透。

除了拥有理想的冷冻保护剂外，冷却和解冻速率是玻璃化冷冻能否成功的另一关键因素。加快温度变化有两个好处：一是可以使细胞快速通过危险温区，从而减少或避免冰晶的形成；二是通过降低冷冻保护剂的浓度来减少其对细胞的毒性作用。为达到这一目的，不同研究者使用不同的冷冻

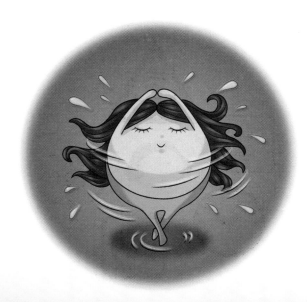

载体进行系统研究。早期玻璃化冷冻技术的应用研究大多数采用麦管装胚胎，但冷却和解冻速率低。

近年来为了克服这一缺点，许多学者对装载胚胎的载体进行探索，以期减少玻璃化冷冻液的装载量，提高冷冻效率，即加快冷冻与解冻速度。其中有两个方面的好处：一是降低玻璃化冷冻所需的抗冻保护剂溶液浓度；二是降低对低温敏感的细胞结构的冷冻损伤程度，从而提高了玻璃化冷冻效果。目前胚胎承载工具的冷冻方法，主要包括微滴法、开放式塑料细管法、电子显微镜铜网法、开放式拉长塑料细管法、冷冻环和玻璃微细管法。而目前多用开放式塑料细管法和冷冻环法进行应用与研究。

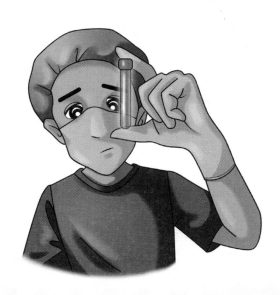

已玻璃化的溶液几乎都含有极小的晶核，随着缓慢升温，在自然热转化的同时晶核融化，重新结冰而形成晶体。胚胎在解冻时，温度上升，可在细胞中形成冰晶，产生去玻璃化，造成对胚胎的损伤。解冻时冰晶形成的数量取决于多个因素，尤为重要的是玻璃化溶液的浓度、组成以及解冻速率。在溶液中增加溶质浓度或提高解冻速率可减少冰晶的形成数量。当解冻速率足够高时，就能有效避免去玻璃化。实验证明，微波解冻方法可以提高胚胎细胞的存活率。

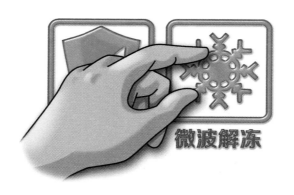

解冻后，细胞内含有较高浓度的低温保护剂，稀释时极易遭受渗透压的剧烈变化而受损。细胞对这种由于细胞外低温保护剂浓度下降而造成的渗透性反应，与低温保护剂的渗透性以及胚胎细胞对保护剂和水的相对渗透能力有关。由于水渗透较快，当以细胞外渗入细胞内达到渗透平衡时细胞膨胀。这种渗透性膨胀的速度和程度取决于稀释的步骤和温度。所以合理控制稀释速度和温度可以使细胞内的低温保护剂渗出，而不至于产生膨胀、导致细胞损伤。在胚胎的玻璃化冻存中，有两种稀释方法是有效的。一是用分步法稀释玻璃化溶液，逐步降低玻璃化溶液的浓度，直至全部被替换。随着水分的渗入，每一步中胚胎都会表现出瞬间的膨胀，与细胞外溶液保持渗透平衡，然后胚胎因低温保护剂洗脱而产生皱缩。二是蔗糖稀释法，在4℃下，将解冻后的细胞直接从玻璃化溶液移入蔗糖液中，细胞暂时膨胀后，因保护剂渗出而又萎缩，约5分钟后，将胚胎移至室温的等渗液中，细胞很快吸水，恢复正常体积。此法因加了高浓度的非渗透性溶液（蔗糖），从而避免了保护剂在渗透出细胞前由于吸水而导致过度膨胀。目前多采用蔗糖等非渗透性保护液一步或

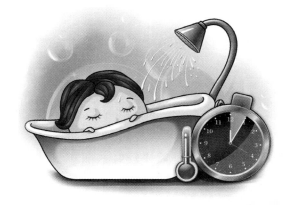

两步脱除保护剂使胚胎复水，但使用浓度很不一致，多在
0.2～0.5 mol/L 的蔗糖液中保持 5～10 分钟，于显微镜下观
察，当胚胎扩张至接近冻前状态时，即认为保护剂已脱除。
还有一种方法就是在脱除保护剂的过程中逐渐升温。

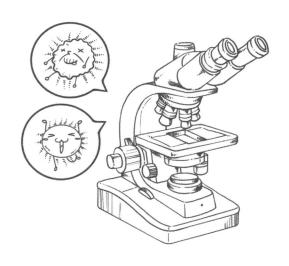

那什么时期进行胚胎冷冻呢？玻璃化冷冻法的效果与胚
胎发育阶段有关。1986 年首次报道了低温玻璃化保存 6 天
的牛桑葚胚，获得了 53% 的受孕率。但发育后期的一些胚
胎，玻璃化冻存后再培养和移植，却不能存活。原核期胚胎
质膜通透性好，玻璃化冷冻效果较好，而对于早期卵裂期胚
胎，玻璃化冷冻效果差。人类桑葚胚和早期囊胚的玻璃化冷
冻效果相近。目前许多报道都是冷冻保存扩张期囊胚，获得

了理想的临床结局。研究发现，囊胚体积也是影响玻璃化冷冻保存效果的重要因素，直径大的囊胚冷冻效果优于直径小的囊胚。2004 年，玻璃化冷冻人孵化囊胚首次获得临床妊娠。科学家们比较了第五天和第六天囊胚玻璃化冷冻的临床效果，结果发现，囊胚冻后的存活率、种植率和妊娠率都没有差别。

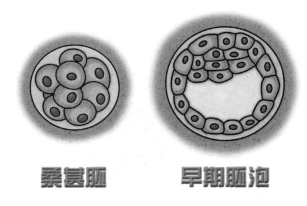

桑葚胚　　　早期胚泡

随着玻璃化冷冻保存技术的完善，冷冻胚胎的应用可能会更为普及，特别是对于常规程序化慢速冷冻法效果差的囊胚、卵母细胞、卵巢组织等，玻璃化冷冻方法可能是最佳选择。到目前为止，玻璃化冷冻人类胚胎染色体异常发生率并未增加，冷冻胚胎移植周期出生婴儿先天异常与新鲜胚胎移植周期无差异。

总之，玻璃化冷冻保存已取得长足进展，多个种属不同发育阶段胚胎的玻璃化冷冻均获得了成功。因此，随着玻璃化冷冻技术研究的不断深入与完善，胚胎玻璃化冷冻可望成为程序化冷冻外的另一种选择，甚至有望代替程序化冷冻法而在临床广泛应用。尽管如此，目前玻璃化冷冻法仍停留在实验研究阶段，许多问题仍未研究透彻，尤其是在冷冻过程中对细胞超微结构（如膜结构、细胞骨架等）的损伤机制方面研究甚少，冷冻保存过程中的技术环节有待进一步规范化和简单化。

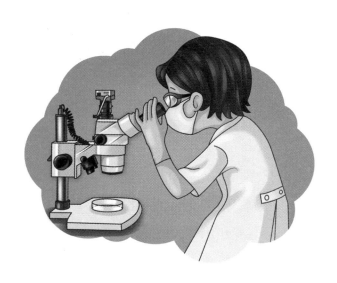

卵巢组织冷冻

哪些人群适合做卵巢组织冷冻

在现代社会，女性不仅在家庭地位上得到了极大提高，而且扮演的社会角色也越来越重要。但是，随着家庭及工作压力的增大，女性的健康也受到了较大影响。据统计，肿瘤发病有年轻化的趋势，大约 4% 的肿瘤患者发病年龄在 35

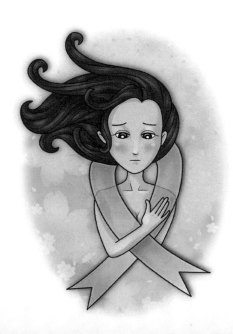

岁以下，主要包括乳腺癌、黑色素瘤、宫颈癌及白血病等，这些疾病在对女性身心造成伤害的同时，也使很多女性失去了做母亲的权利。

随着医学技术的快速发展，肿瘤的确诊更加容易，并且治疗手段更加先进，肿瘤患者长期生存成为可能，甚至部分患者可以达到完全治愈。目前，肿瘤的治疗手段主要为放疗及化疗，然而，大剂量的化疗及放疗在杀灭肿瘤细胞的同时，也会对生殖细胞造成破坏，带来卵巢早衰问题。

由于社会及经济等原因，越来越多的女性推迟了生育年龄，由此造成的卵巢功能的破坏直接导致绝经年龄的提前以

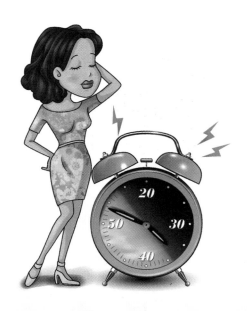

及生育能力的丧失，这使得许多生育年龄的女性陷入了痛苦的深渊，严重影响其身心健康及社会角色。因此，女性如何保存生育能力的问题引起了学者们的广泛关注。

目前，女性保存生育能力的方法主要有胚胎、卵子和卵巢冷冻 3 种。胚胎冷冻仅适用于已婚或有男性提供精子的生育期妇女，培养周期长，费用较高；卵子对温度异常敏感，特别是在冷冻 / 解冻过程中均能导致减数分裂过程中纺锤体去极化、染色单体分离异常而产生非整倍体；卵巢冷冻不存在上述问题，它可使数以百计的卵母细胞在未经促排卵的情

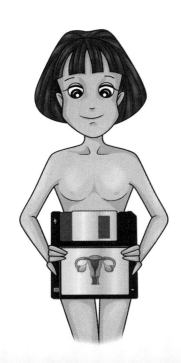

况下保存起来，且不延误肿瘤治疗，受到学者们的关注。卵巢冷冻是新兴的保存生育力的方法，已成为青春期前女性生育能力保持的唯一方法。与前两种技术相比，卵巢组织冷冻的优点在于：①生育力储备大，可以储备大量原始卵泡；②不受生理周期影响；③无需促排卵治疗，不耽误癌症患者的放/化疗，适用于无法进行超促排卵的癌症患者；④青春期前女性癌症患者的唯一选择；⑤不仅可以保存生殖力，还可以保存激素分泌功能。因此，对需要立即行放化疗以及青春期前女性来说，卵巢组织冷冻移植可能是保存生育力的唯一选择。

由于卵巢冷冻技术起步较晚，发展有限，卵巢组织在冷冻、自体移植等操作中存在诸多不确定因素。选择这一方式进行生育力保存的女性需要对这一项技术有一定的认识。首先，卵巢移植后普遍存在生命周期较短、对激素反应不良、空泡现象（即在 IVF 取卵时不能获得卵母细胞）等，这主要是因卵巢采集和移植过程中组织缺氧及冻存过程中的低温损伤效应，特别是组织移植成功后会经历 3~5 天的缺血缺氧期，如何攻克这些问题目前无疑还是一个巨大的挑战。其次，因卵巢组织存活时间有限，相对于胚胎冷冻、卵子冷冻技术，卵巢冷冻技术成熟性较差，不能作为一项常规治疗手段。此外，卵巢组织冻存方式主要有将皮质切成片状、整体切为两半和整体冻存。移植方法有多种，但何种方法最佳，

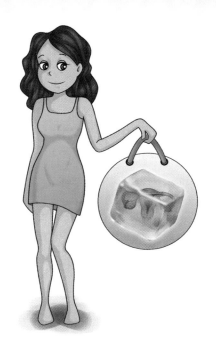

尚无定论。

　　了解了以上这些知识，相信大家对卵巢组织冷冻的适用人群有一定的认识。总的来说，这一方法适用于一切需要保存生育力的女性患者，尤其是对于青少年和儿童癌症患者及希望保存年轻时卵巢的女性，将卵巢组织冷冻保存，待拟生育或病情缓解后再进行卵巢自体移植，在一定程度上可恢复卵巢内分泌功能及生育力。

卵巢组织冷冻与卵巢组织移植

30 余年来，生育力保护领域有了飞速发展。越来越多的年轻癌症患者在疾病早期被诊断。这类患者有强烈的生育要求，由于放化疗对女性性腺会造成不可逆的损伤，她们的生育力保护不容忽视。因此，临床医师，尤其是肿瘤科、妇产科医师以及血液及免疫方面的专家，在实施癌症治疗前一定要考虑到患者的生育要求，熟知生育力保护的重要性和相关技术，并告知患者生育力保存的选择方案或者建议其咨询生殖内分泌专家。在实施癌症治疗前可应用相应的辅助生殖技术保存胚胎、卵子或者卵巢组织以供治疗结束后使用，癌症

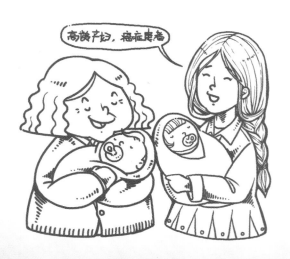

治疗过程中选择合适的保护性药物以减轻化疗药物对性腺的毒性作用。妇科保守性手术以及药物治疗在保存生育力方面已有成效，而辅助生殖的应用则拓展了癌症患者保存生育力的途径。各种方法的合理联合应用、诊疗方案的个体化为更多患者提供了生育力保存的希望。

卵巢组织冷冻保存和移植是一种极有前景的新技术，结合人类辅助生殖技术，该技术将有更广阔的应用前景。成人冷冻卵巢组织的获取不受排卵周期的限制，只需腹腔镜微创手术下取出部分卵巢皮质并冷冻保存就可以使得较大数目的卵母细胞在未经过促排卵的情况下保存下来，不耽误肿瘤的放化疗；患者病情缓解后再进行冻融后卵巢组织移植又有望保存卵巢功能及生育能力，可通过自体移植或者分离出卵泡进行培养来获得成熟卵母细胞，进而恢复患者内分泌功能和生育能力。

年轻癌症患者肿瘤治疗前有一个必要程序：肿瘤学专家和妇科专家进行化疗、放疗治疗前，有责任告诉患者她可以通过卵巢组织冻存方式保存生育的可能性，以使青春期后女性癌症患者在恢复健康时能进行再移植来恢复生育力。年轻的生殖器肿瘤患者或接受化疗、放疗的其他肿瘤患者以及因妇科疾病需切除性腺者，治疗后往往出现卵巢早衰并丧失生育能力，卵巢移植的过程包括在化疗前摘除和冷冻患者的部分卵巢组织。化疗结束后卵巢组织重新移植回人体，恢复卵

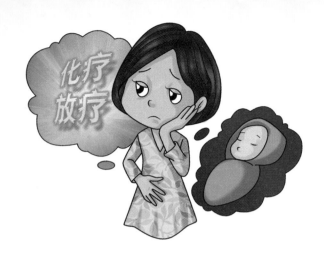

巢功能。社会的进步和人们对自身健康的日渐关注，将会极大地推动人类卵巢组织冷冻保存进行更深入的研究以及临床应用，促进其发展。这项技术的成功应用将为卵巢移植提供方便，为卵巢早衰、恶性肿瘤等患者的治疗开辟一条新的途径。冷冻卵巢组织能同时保存大量卵泡，为大剂量放疗、化疗或术后年轻妇女生殖力的丧失提供一种补偿办法。

作为生育力保存技术，冻存的成人卵巢组织临床一般应用于恢复女性内分泌功能和生殖功能。其中内分泌功能可借助于冻存后移植实现；而生殖功能则可通过移植或借助体外培养、体外受精等辅助生殖技术实现。目前人体冻存卵巢库

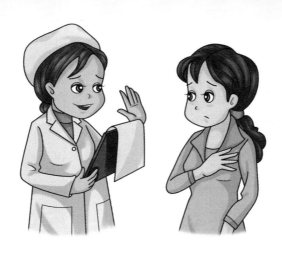

在世界范围内逐渐建立，但多数仅冻存癌症患者的卵巢组织。将要接受放化疗等威胁卵巢功能治疗的女性患者中，儿童、青春期、单身女性，在治疗前没有足够时间进行促排卵和体外受精以获得冷冻胚胎的已婚患者，尤其是有相当数量卵泡储备的年轻妇女，均可从卵巢组织冻存移植技术中受益。随着患者年龄增大，其卵巢中原始卵泡和初级卵泡的平均密度在不断下降，加上卵巢组织在冻融过程中会损失部分卵泡，移植后新血供重新建立前还会丧失一半左右甚至超过一半的原始卵泡，故 40 岁以上患者不推荐冷冻卵巢组织。此外，全身性或已有扩散转移的恶性肿瘤患者也不适合进行卵巢组织冷冻保存。

卵巢组织库的建立是未来的一种发展趋势，世界上已经有很多临床中心建立了卵巢组织冻存库。由于不存在免疫排斥及伦理学争议，卵巢组织冷冻保存和自体原位移植技术具有广阔的临床应用前景。随着卵巢组织冻存技术及移植技术的不断发展和进步，生殖医学专家与肿瘤医生密切配合，卵巢组织冷冻保存和移植技术将会更加成熟和完善，从而为需要进行生育力保存及生殖内分泌功能恢复的女性肿瘤患者提供生殖能力的保障。

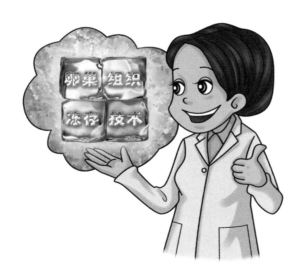

卵巢组织冷冻的安全性与病灶残留风险

冷冻保存卵巢组织日后进行移植是一种较新而且在临床上能够成功的生育力保存方法。卵巢组织能够较容易地通过腹腔镜获取，在一些疾病中，移植的卵巢组织中带有癌细胞的风险较低。该方法适用于 35 岁左右或年轻的经性腺毒性化疗或盆腔照射治疗后生育力下降及卵巢早衰的女性肿瘤患者。由于癌症治疗的快速发展，这类患者数量呈增长趋势。但应保证对这些女性的卵巢活力及功能进行长期的随访研究。事实上，与正常女性相比，应用该方法的女性其卵巢储备和生

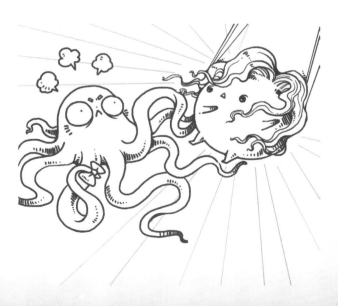

育潜能都有所降低。卵巢移植缺血再灌注损伤导致许多卵泡丢失。改善血管形成的方法可能能够促进卵泡及移植卵巢组织的存活力。卵巢移植的安全性也是需要确保的方面。如果冷冻保存的是恶性疾病患者的卵巢组织，可能会有潜伏恶性细胞以及传播疾病的风险。然而，许多研究证实了该方法的安全性，对于全世界近百位行卵巢组织移植的女性来说，恶性疾病不会因为移植的卵巢组织而复发是一大安慰。

冷冻保存卵巢组织移植在技术上仍然需要一些细微的调整和优化，包括卵巢组织的取材、冷冻保护剂的种类和浓度、最合适的冷冻方法、移植最合适的部位、移植最合适的时间及方法、移植后尽快重建血管并恢复血供、减少缺血缺氧对卵巢组织和卵泡的损伤、提高移植卵巢的存活率、维持移植后卵巢组织的内分泌功能、冷冻保存卵巢组织内微小残存肿瘤细胞的有效检测等。该方法完全建立以及确定其真正的潜力还需要一些时间。

冷冻保存的卵巢组织成功原位移植或异位移植能促进卵泡生长，得到成熟卵泡。然而，对于癌症导致的卵巢早衰患者，存在再引入癌细胞的潜在风险。尽管移植冻融的卵巢组织基本上是安全的，但必须在卵巢移植前保证组织中完全没有癌细胞以避免癌症的复发和播散。理想的情况应是在开始性腺毒性治疗前冷冻保存卵巢皮质以保存未受到损伤的卵泡。但年轻女性卵巢中的卵泡数较多，能够耐受一定剂量的化疗药物，故在癌症治疗后进行卵巢组织冷冻同样是有价值的。此外，化疗可能有助于清除卵巢组织中的恶性细胞，防止移植后原发疾病复发的风险。肿瘤的病理类型对于卵巢移植再种植的潜在危险性有重要影响。到目前为止，霍奇金淋巴瘤尚未发现卵巢转移，移植较为安全。肉瘤是年轻患者最常见的恶性肿瘤，卵巢转移非常罕见。因此，卵巢组织冷冻保存应限定于特定患者和卵巢转移风险较低的疾病。

未成熟人卵母细胞体外成熟（in vitro maturation，IVM），是指模拟体内卵母细胞的成熟环境，使从卵巢采集的未成熟卵母细胞在体外达到最后成熟。癌症患者卵巢组织中可能潜伏着癌细胞，重新移植会再次带来风险。IVM可能

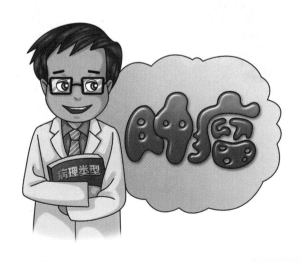

279

是一种理想的避免冻存卵巢组织癌细胞残留风险的办法。近年来，人卵巢组织冻融后卵子的存活和 IVM 取得一定的成功。1998 年，首例未成熟卵冻融后行 IVM 结合卵胞质内单精子注射（ICSI）获得正常妊娠分娩。因此，卵巢组织冷冻与卵母细胞 IVM 两种技术相结合，必将给卵巢组织的冷冻保存和使用带来新的希望。在以后的工作中，实验室技术有待于进一步完善和创新，临床工作中需要加强医疗咨询，癌症专科医师和生殖医师需要加强合作，为癌症患者制订适合患者特点和需求的保护方案。我们坚信，在不远的将来，更多年轻癌症患者能感受到成为母亲的喜悦和自豪。

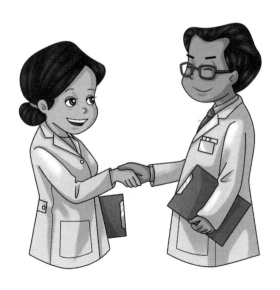

第四篇

男性生育力保存

精子冷冻

精子冷冻的应用及影响

冷冻保存是一种将易损组织或细胞保存在零度以下环境的技术。这一技术最早出现在 20 世纪 50 年代的英国，时至今日已经成为男性生育力保存最常用的手段。

尽管冷冻保存技术已被广泛应用，但值得注意的是其依旧对精子结构和功能存在不可逆的不利影响，从这一角度出发，如何从解冻的样本中复苏出尽可能多的功能完整的精子

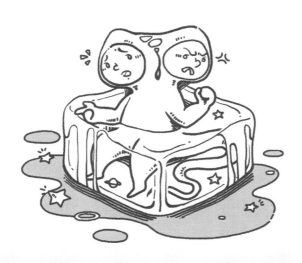

就成为广大患者和存在生育力保存需求男性所共同关心的问题。然而时至今日人们依然没能完全弄清低温冷冻损伤精子的确切机制，目前研究的热点主要集中在如何避免冻存过程中细胞内冰晶的形成及确定细胞脱水的最佳程度。

贮存在精子库中的精子冻存和复苏都要经过冷热变化的全过程。由于精子细胞膜的特殊结构，使得精子细胞膜的流动性较大，同时由于相对其他细胞而言精子的含水量更少（约 50%），因此精子细胞能相对较好地耐受冻存及复苏过程。然而这并不代表我们就不需要采取任何干预措施。

目前认为，如果不采取合理的保护措施，精子细胞冷冻和复苏过程中，细胞内外冰晶的形成、细胞脱水以及渗透冲击等作用能够使精子细胞发生不可逆损伤，从而影响精液冻存及应用效率。有研究发现相比冻存前的精液样本，复苏后精子的形态异常显著增加，精子复苏后前向运动、直线速度、平均路径速度、曲线速度、直线性及鞭打频率等均显著下降。此外针对精液的冻存操作还会损伤精子细胞本身的结构，从而影响细胞存活，并最终导致使用此类精子的怀孕概率降低。

既然冷冻及复苏过程对精子的损伤不可忽视，有没有能够减轻这种损伤的方法呢？事实上，经过多年来的不断探索与总结，目前我们已经有了减轻精子冻融损伤的策略。

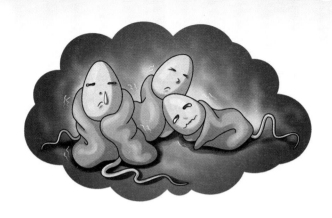

一、冷冻保护剂

顾名思义，冷冻保护剂是一类在冻存细胞过程中对细胞起保护作用的物质。目前冷冻保护剂主要分为三大类：单一甘油型、甘油复合型、无甘油型。其中甘油是最早使用的渗透型保护剂，在冻存液中加入甘油后，能够很快渗入精子细胞内，并通过自身的理化性质降低细胞内液的冰点，从而减少冰晶的形成，起到保护精子的作用。值得注意的是，甘油本身对精子存在一定的毒性作用，有研究报道低浓度甘油也可能会影响精子冻融后的质量。鉴于此，人们对甘油复合型保护剂的配方进行了大量研究，各种类型甘油复合型保护剂成分不一，冷冻效果存在差异。抗氧化剂是一类常见的保护性添加剂，包括褪黑素、维生素 E、维生素 C 或牛磺酸等，其作用原理是通过人工补充抗氧化剂成分以在冷冻 - 复苏过程中为核染色质提供保护。此外基于增强核蛋白质结合的稳定性（二硫键的稳定性）和 DNA 完整性的考虑，有研究者向冻存液中加入锌，发现能够缓解冷冻过程对 DNA 的损伤，从而起到尽可能保存精子活力的作用。除了上述类型，还存在另一类常用的冷冻保护剂，即非渗透性冷冻保护剂。其中比较常见的是葡萄糖和蔗糖，两者都是小分子非渗透性冷冻保护剂，简单来说就是通过调节精子细胞与外界环境的水分平衡，防止过多的水分内移，从而起到保护作用。

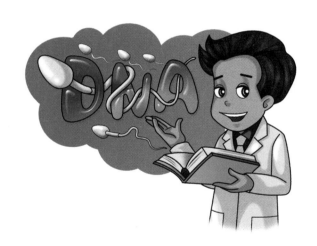

二、优化冷冻程序

冷冻保护剂的使用（如甘油）通过减少冷冻时细胞内冰晶形成，降低了超低温对精子损伤，但同时也产生了一定的毒性作用，引起精子超微结构的明显损伤，那么除了向精液样本中添加冷冻保护剂，还有什么方法能够降低温度变化对精子细胞的损伤呢？其实采取合理手段控制温度变化的速度与时间也是降低精子冻融损伤的合理策略。目前人类精液冷冻方法主要分为缓冻法和速冻法两大类。缓冻法是通过分步降温，使精子细胞逐步适应低温环境，减少"冷休克"的发生。速冻法（又称玻璃化冷冻）是迅速跨过冰晶形成的危险温度区（–5℃～–80℃），最大限度地减少冰晶形成。1985年，以 Rall 等为首的科研团队首次提出了玻璃化冷冻的概念，在玻璃化冷冻过程中，在细胞内外不会有冰晶的形成，取而代之的是一种无结构的玻璃态，所谓"玻璃化冷冻"由此得名。精子的玻璃化冷冻采用极高的降温速度，每分钟可实现温度变化 720 000℃，从而实现 5～8 秒内的速冻过程。国内学者通过比较使用冷冻保护剂的常规精子与不使用冷冻保护剂的玻璃化冷冻过程，认为两种方式复苏后精液样本中活动精子百分数、正常精子形态百分率及精子膜的完整性几项重要指标无明显差别，是较为可靠的精液冷冻保存方式。

随着辅助生殖技术的发展和男性不育人群的逐年增加，对男性生育力保存的要求也不断提高。虽然冷冻保存技术的发展使包括人类生殖细胞在内的多种细胞能在极低温环境中得到稳定保存，精子冷冻方法的不断改良也在客观上提高了精子的存活率，但是冷冻、复苏对精子结构、功能的不可逆

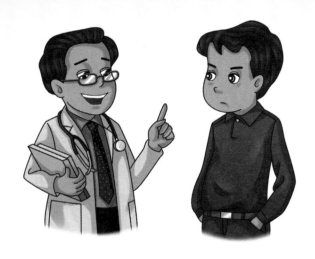

损伤依然不可忽视。了解精子冷冻保存技术的基本知识有助于提升广大男性，尤其是被不育困扰的患者朋友的生育力保存意识，为成功孕育健康后代铺路搭桥。

精子库与精子捐赠

男性生殖系统对环境污染和变化具有高度敏感性，在过去的半个世纪中，随着人类生存环境日趋恶化，男性的精液质量和精子数量呈下降趋势。据世界卫生组织统计，全球不育症的发病率大约为 10％ ～15％，而一些发展中国家可能更高。不育原因中 20％ 是单独由男性因素引起的，其余还有 30% ~40% 与男性因素有关。无精症是男性不育中最严重的一类疾病，在男性不育患者中约占 10%。50% 以上患有该疾病的患者无法生育子代。人类精子库的建立可为这部分夫妇提供生育下一代的帮助，并为特殊人群保存生育力提供保障。

人类精子库也叫精子银行，是用于储存精子的一套设施。在合适的条件下，将精子通过快速冷冻，贮存于超低温下，在需要的时候，通过复温程序，恢复精子活力。1776 年，Spallanani 最早研究了冰雪对于人类精子的影响。1866 年，Montegazza 发现人类精子经过 -15℃后仍有部分存活，据此，Montegazza 首先提出利用低温冻贮家畜精液，以促进畜牧业的发展，同时他还首次提出精子库的概念，他设想利用低

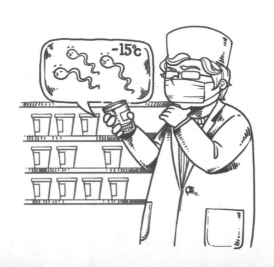

温冻贮士兵的精液，这样可以为战场上牺牲的士兵保留亲生后代。但直到 20 世纪 50 年代人们才偶然发现甘油是良好的冷冻保护剂，随后成功地使用甘油冷冻动物精子并诞生了一头小牛，从此人类精子冷冻保存技术逐渐成熟，走向临床应用，并于 1953 年诞生第一批供精人工授精婴儿。有了较成熟的精子冷冻保存技术，1960 年，美国建立了世界上首个人类精子库，随后很多国家也相继建立了人类精子库。近年精液冷冻方法已发展至多种，超低温冷冻技术与设备更加完善，已经实现了精液冷冻程序的计算机控制。精液冷冻在医学和生物学等许多领域得到了广泛应用。精子在冷冻和解冻过程中会出现一定程度的损伤，使精子的活动率有所下降；这种损伤在不同个体间可能会有较大差异。一般而言，精液质量越高，冷冻复苏的损伤越小，反之，则冷冻复苏的损伤

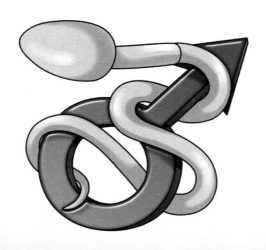

越大。因而需要有冷冻、复苏试验来确定精液是否适合冷冻保存。自 1956 年世界上首个人类冷冻精子库建立并应用于临床，已出生大量的正常后代，证明精子的冷冻储存对精子是安全有效的。目前，冷冻精液已达到与新鲜精液相近的临床妊娠率。

人类精子库是以治疗不育症、预防遗传病和提供生殖保险等为目的，利用超低温冷冻技术，采集、检测、冷冻、储存和提供健康精子的机构。建立一个管理严格和运行规范的人类精子库不仅可以为男性不育症患者的治疗提供有效帮助，在一定程度上保证人类辅助生殖技术安全、有效应用，还可为特殊人群提供"生殖保险"，保存其生育力，同时可促进科学研究的发展。另外，精子库的建立有利于供精者与受精者隔离和双盲，既符合保密和伦理要求，又便于规范化管理。同时人类精子库工作人员也严格按照国家卫计委制定的《人类精子库基本标准和技术规范》和《人类精子库管理办法》中的相关规定，全面展开志愿者招募、筛选、精液冷冻储存等工作。

精子库的主要工作

（一）提供生殖保险

所谓生殖保险，是指为了预防男性生精功能可能出现的不可逆损害，预先将精子储存于精子库中，当需要时再将精子进行复温，使冻存者能在将来拥有自己的孩子。这是一个造福千家万户的工作。生殖保险面向的主要人群有：

1. 患有肿瘤、肾病、糖尿病等严重疾病但有生育需求的男性。此类男性患者一旦确诊，需要尽快来精子库冷冻精子，因为疾病的恶化，或者药物的治疗，都会进一步损伤精子的质量。

2. 为防止意外事故导致生殖能力丧失的男性。

3. 长期从事影响生育力工作的男性，如接触放射性或有毒物质和化学物质、重金属等的人群。

4. 对少、弱、畸形精子症患者的精子和梗阻性无精子症患者的附睾、睾丸精子进行冷冻，可用于将来行显微授精治疗。

1866 年，Montegazza 首次提出精子库的概念时，他设想利用低温冻贮士兵的精液，这样可以为战场上牺牲士兵的遗孀进行人工授精，Montegazza 实质上就是想给即将奔赴前线的士兵提供一份生育保险。输精管绝育术后的男性如想再生育，需要接受显微输精管再通术，费用昂贵，如果在输精管绝育术前进行精液冷冻保存，则可以通过代价很小的人工授精解决再生育问题，而且还可以消除人们对于男性绝育术后再生育问题的担心，这有利于我们国家计划生育政策的执行。从事危险职业或影响生育力职业以及将要接受可能损伤生育力治疗（如放化疗等）的男性，也需要精子库提供的生育保险。

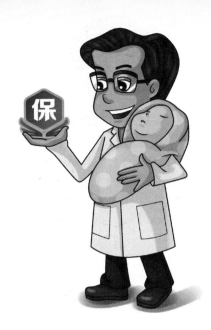

（二）利于人类优生

对于男方有遗传病及家族史的夫妇，冷冻精液为其提供了一种可供选择优生方法，可以避免将严重遗传病传给下一代。

（三）为部分男性不育患者提供有效治疗手段

对于无精症患者，可利用精子库里的精子进行供精人工授精，满足无精症夫妇生育一个孩子的愿望；对于少弱精症患者，也可以多次收集精液，经实验室处理后进行辅助生殖。

（四）开展相关科学研究

通过精液的冻贮，可以加深对生物物质在冻融过程中变

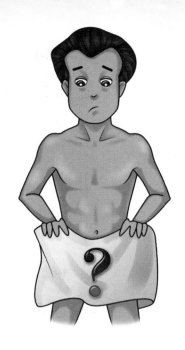

化规律的认识，有助于低温生物学等学科的发展。

　　在我国，约有 10% 的夫妇有不孕不育的问题，它虽不属严重疾病，但关系到家庭美满幸福和社会安定，我国在大力推行计划生育政策的同时，积极开展对不孕不育的治疗，使无子女的夫妇能够获得一个子女，从而减轻他们的心理和社会压力。因丈夫无精子不能生育的夫妇可通过供精人工授精的方法解决生育问题。所以捐精是一种人道主义行为，而且对人人享有生殖健康具有重要作用。捐精者捐献的精液贮存在精子库，检疫合格后可以提供给那些因为男方因素导致不育的夫妇以实施辅助生育技术，也为那些近亲结婚或男方有遗传病家族史的夫妇提供了一种可供选择的优生方法；另外精子库的建立也为进一步研究探讨精液理化性质及精子功能提供了便利条件。

男性随着性器官的发育，睾丸产生精子，前列腺和精囊等分泌精浆，两者合成精液，精液内主要成分为是水分和和少量有机成分。男子每次射精约 2～6 毫升，正常情况下，当精液达到一定量后，体内已无处可容纳，即所谓"满则溢"。其排出体外主要有 3 条途径，即遗精、手淫、性交，所以正常男性，每周 1～3 次的排精发生，并不会影响身体，反之，较长时间没有排精，会产生性情烦躁，记忆力不集中等不适感。无论是青少年还是中老年人，适度的手淫不仅无

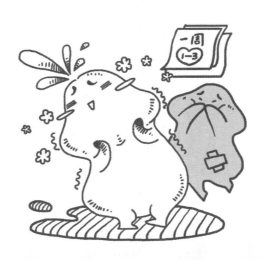

害而且有益于身心健康，有利于满足生理需要。供精不会影响身体健康。规律的射精，有利于精液新陈代谢和身体健康。

对于捐精志愿者主要有以下要求。

（1）原籍为中国公民，年龄22～45周岁，无不良嗜好的健康男性。

（2）身体健康，无乙型肝炎、色盲、各种性传播疾病、家族性遗传疾病史。

（3）能手淫法取精。

（4）有单独的联系方式。

（5）停止捐精6个月后能来精子库进行血液复查。

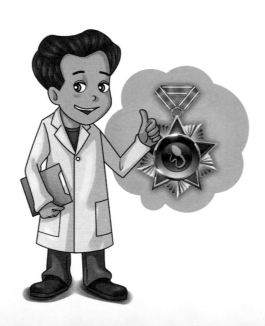

如果志愿者符合上述条件，精子库工作人员首先会为志愿者免费做一个比较全面的健康检查，一旦健康筛查合格，就可成为一名光荣的捐精志愿者了！之后可以规划自己的时间，与工作人员联系后前往精子库提供精液。采集精液过程是在取精室内自行留取的，取精室环境舒适安静。整个过程根据志愿者的精液情况，大概要 10 次左右。在精液冻存 6 个月后，捐精者还需再次前往精子库一次，抽血复查。如果复查结果正常，则其冷冻精液方可对外提供，用于辅助生殖。

睾丸组织冷冻

精子冻存是目前男性生育力保存的主要手段，冻存的精子在一定程度上展现出了安全可靠的优势，但是在某些人群中这一手段也存在明显的缺陷，如在患有恶性肿瘤的儿童中，其生精过程尚未启动，不能产生成熟的精子，还有一些癌症本身会影响生精细胞的发育和成熟，在放、化疗前冷冻的精子受孕率较低，此时，睾丸组织冻存就显示出了其优势和必要性。

睾丸组织冻存是指通过睾丸穿刺或其他外科手段获取睾丸组织并进行超低温冷冻，当这些患者有生育需求时，可以从这些冻存的睾丸组织中直接获取精子或将生殖细胞诱导形成精子，再通过试管婴儿的方法产生健康后代。

睾丸组织的冻存复苏过程都有哪些"奥秘"呢？对此，临床医生和科学家已经摸索出了一个相对成熟、安全有效的冻存方法。

首先，睾丸组织取材通常使用注射器穿刺的方法，这种方法只需要进行会阴部的局部麻醉，然后将注射器刺入睾丸组织，通过负压抽吸就能取得足量的睾丸组织，创伤较小而且恢复较快；如果睾丸穿刺取不到组织，则需要通过外科手术切取一小块睾丸组织用于冻存。取到睾丸组织后，组织病理学检查是非常必要的一步，因为需要睾丸组织冻存的人群很多肿瘤患者，通过病理学检查看看组织内是否含有肿瘤细胞，还可以观察睾丸组织的生精状态和是否有成熟的精子，以备将来这些患者有生育要求时可以选择合理的治疗措施。

睾丸组织冷冻目前主要通过程序化降温的方法，以4℃为起始点，以每分钟1℃的速度下降到0℃，保持5分钟；然后以每分钟0.5℃的速度下降到-8℃，保持15分钟；再以每分钟0.5℃的速度下降到-40℃，保持10分钟；最后以每小时7℃的速度下降到-80℃，然后放入液氮中保存。这样慢速降温的过程主要是为了能更好地将细胞中的水分脱去，因为我们知道水是细胞的主要构成物质，在低温状态下细胞内的水会形成冰晶，刺伤细胞器和细胞膜，而慢速降温则能起到很好的保护作用。

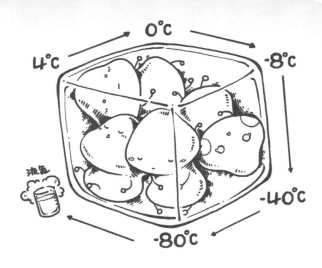

　　在冷冻过程中，冻存的睾丸组织需要加入冻存保护剂，这些保护剂可分为渗透性和非渗透性两大类：渗透性保护剂主要有 1，2- 丙二醇、乙二醇、甘油和二甲基亚砜，这些保护剂特点不一，如 1，2- 丙二醇渗透性强但毒性较大，乙二醇可快速进入细胞内置换细胞内的水分，从而减少渗透应激；非渗透性冷冻保护剂最常用的是蔗糖。渗透性和非渗透性冷冻保护剂联合应用可提高冻存复苏过程中的保护效果，但这些保护剂的种类、浓度各有优缺点，还需要进一步的研究以发现更好的冻存方法。当睾丸组织冷冻者有生育要求时，需要对冷冻的睾丸组织进行解冻复苏以恢复组织的活力。复苏时多采用 37℃ 水浴快速溶解，然后将冷冻保护剂洗涤干净，还可以将复苏后的睾丸组织进行培养。

　　睾丸组织冻存的最终目的是保持睾丸组织中的生精细

胞、支持细胞和间质细胞的活力，为以后冻存者精子发生或提取精子提供保障。评价睾丸组织冻存效果主要从形态和功能两方面入手，具体包括采用组织病理学检测或电镜技术，观察精原细胞从基底膜、支持细胞和精母细胞脱离的比例来评价生精小管的损伤情况；采用免疫组织化学方法检测生精细胞或支持细胞特异性蛋白的表达情况来评价这些细胞的损伤情况；通过检测复苏后睾丸组织中的抑制素 B 和睾酮等生殖激素水平来观察睾丸支持细胞和间质细胞的功能状态。

当进行睾丸组织冻存的患者治愈后，尤其是治愈的青春期前癌症患者和隐睾症患者到生育年龄时，有望实现冻存睾丸组织自体移植，以完成精子发生过程，维持这些患者的生育能力。但是该技术有可能导致肿瘤细胞的再回输，肿瘤细

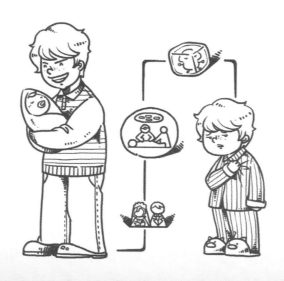

胞重新生长、转移从而导致肿瘤复发，因此我们上面提到的组织病理学检查十分必要。目前含有成熟精子的睾丸组织冻存后复苏用于辅助生殖技术已经相对成熟，临床研究认为这些冷冻的睾丸组织中提取的精子进行试管婴儿的成功率与新鲜精子无明显差别。2014 年，一位身患脑神经胶质瘤的 9 岁小男孩 Nathan 进行了睾丸组织冷冻手术，由于这种神经胶质瘤很难通过手术摘除，只能进行强制化疗，而化疗将会带来严重的副作用，包括睾丸组织的损伤和生殖细胞的丢失。这位小患者的主治医生给出这样的建议："我们可以通过睾丸组织冷冻的方法来帮助 Nathan 实现当父亲的愿望，这种方法没有字面上看起来那么可怕，我们只是从 Nathan 的睾丸上切下一部分含有精子干细胞的组织，就像从橘子上单独掰下一瓣一样。肿瘤治疗完成后，在他未来想成立自己的家庭、生育后代时，我们再通过手术将这块冷冻的组织重新植入他的身体，他就能实现成为一名父亲的愿望了"。在此之前，日本科学家在实验室中首次利用超低温冷冻的睾丸组织成功培育出了小鼠后代。他们通过两种不同的冻存方法——缓慢冷冻法和玻璃化法保存了新生小鼠的睾丸组织，将超低温保存的组织解冻后进行组织培养，发现其中的细胞能够保持分化成精子的能力，而且精子生成的效率与新鲜组织一样高。在小鼠中，研究者利用超低温保存了 4 个月的睾丸组织，用圆形精细胞注射技术和人工授精技术进行了微授精，最终共发育成 8 个可育后代。这些来自超冷组织的的小鼠能够健康成长，并且新生小鼠的生育力也完全正常。虽然这种冷冻睾丸组织中生殖细胞发育成成熟精子的研究在人身上尚未开展，但它的技术原理和卵巢组织冷冻技术相通，后者已有多例在人身上成功的报道，所以我们相信在不久的将来冷冻睾丸组织中的生精细胞发育成精子一定也能够成功。

睾丸组织冻存因其明显的优势有着广阔的应用前景，但冻存复苏后的组织移植和培养仍需要科学家进一步的研究探索。尽管这一领域的研究刚刚起步，目前还有许多有待克服的难题，但将来有望给不育患者带来福音。

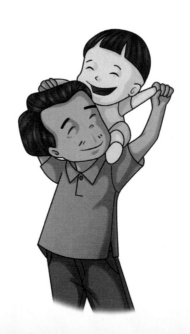

第五篇

生育力保存的伦理学与政策法规

生育力保存现状及相关伦理学

生育力低下已经成为世界范围内影响人口健康及生活质量的重大医学问题，对年轻的癌症患者、大龄生育女性等群体，生育力保存是帮助这些群体延续生儿育女能力有效和必要的途径。

一、男性癌症患者的生育力保存

过去十年，癌症治疗技术的发展大大提高了男性癌症患者的生存率。但癌症治疗本身会对生育力造成损害，尤其是

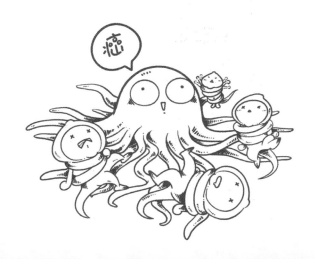

暴露于烷化物及全身射线，会导致精子细胞大量丢失。例如，罹患睾丸癌、白血病和尤文肉瘤的儿童、青少年，经规范癌症治疗后，发生永久性不育的概率显著增加。

目前男性肿瘤患者保存生育力的常规方式为精液冷冻，方式为手淫法。青春期前性腺未发育成熟的男性患者还可通过睾丸组织冻存的方式，在合适的时机将冻存的睾丸组织移回患者体内，进行生育力保存。但该种方法存在再次向机体引入原发肿瘤的风险，无法确定移植的安全性和有效性。干细胞的男性生殖配子技术方面，目前只存在来自动物的数据，这种方法距离在人身上使用可能还需要很多年。尽管青春期前生殖细胞储备以备后序睾丸组织和相关干细胞的移植

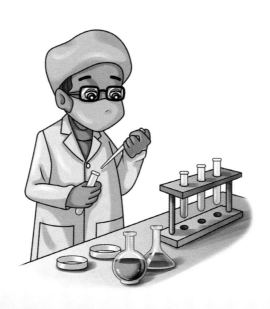

仍处于试验阶段，它们依然为此类不育症男性患者带来了生育的希望。

精子库目前没有被充分使用的部分原因是肿瘤医生未能对相应患者群提供生育力保存的建议，一部分原因是患者不能贮存精子或不能提供可供贮存的样品，后者更可能发生于青春期男性群体。

二、女性癌症患者的生育力保存

尽管癌症峰值年龄为 50 岁后，但每年仍有数以千计的育龄期女性被诊断为癌症。近年罹患癌症的育龄期女性患者长期生存率提高，但其中大量患者因为各种原因未进行生育力保存。主要有以下两个方面的原因：一方面，肿瘤医生常不希望推迟肿瘤患者的治疗时间，而患者获卵常需经历多个卵巢刺激周期；另一方面，患者仅在癌症痊愈后才可使用卵子，而很多患者在得知癌症诊断后，在不知道癌症是否能痊愈的前提下，未能主动考虑生育问题。作为癌症治疗的重要手段，放化疗对女性生育力的损伤极其严重，主要表现在对生殖细胞的损伤方面，例如卵泡数量减少，绝经提前，甚至卵巢衰竭。其中高剂量放射治疗可导致子宫不可逆损伤，永久地破坏孕育种子的土壤。

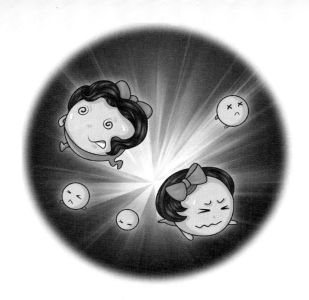

近年国内生殖医学和细胞生物学极速发展，专家建议罹患癌症的年轻患者在明确诊断后应尽快进行生育力保存咨询。女性肿瘤患者保存生育力的方式根据具体年龄段和情况有所不同。女性的生育力保存方式包括胚胎冻存、卵母细胞冻存、卵巢组织冻存和卵巢移植等。其中，常规进行的胚胎冷冻技术，适用于可接受取卵前进行促排卵且夫妻关系稳定的女性患者。卵母细胞冻存适用于可接受取卵前进行促排卵的成年女性患者，技术相对成熟。青春期前女性患者可通过卵巢组织冷冻方式进行生育功能保存，进行卵巢手术，对原始卵泡或卵巢皮质进行分离冻存。一些特殊的不适宜进行促排卵的女性肿瘤患者也可选择此种方式。该方法的潜在缺点在于待癌症治愈后，解冻卵巢组织植入机体的过程存在向机体再次引入原发肿瘤的风险。目前国外已有超过 40 名罹患肿瘤的母亲通过冻存卵巢组织的方式保存生育力并成功分娩婴儿。国内尚无通过卵巢组织解冻方式出生的婴儿。

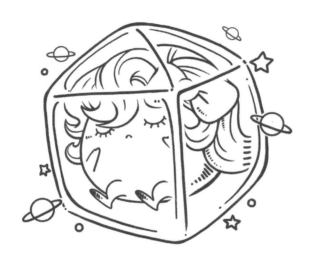

作为一项立足现在、面向未来的技术手段，某种程度上，生育力保存为肿瘤患者带来了积极治疗、战胜肿瘤的希望和勇气。但有反对意见认为，生育力保存对肿瘤患者的弊大于利，无法保障未来出生婴儿的利益，不利于社会资源最佳分配等。患者进行生育力保存前，医生应对患者进行充分告知，根据相关技术适应证，尊重并协助患者进行合理选择。

三、35 岁以上有生育要求的健康女性的生育力保存

随着社会的不断发展，女性参与社会分工越来越多，夫妇因为各种经济、教育和社会原因持续推迟生育年龄。很多女性选择 35 岁后进行生育，或 35 岁后选择生二孩。但成年女性卵子质量 35 岁后呈逐年下降趋势，故推荐有此类计划的女性尽早进行生育力保存。

卵子和卵巢组织冻存用于生育力保护不仅限于癌症患者，也适用于 35 岁以上有生育要求的健康女性。对于仅希望推迟生育的健康患者来说，卵巢刺激和卵子获取是更易接受的选择。卵子获取需提前进行卵巢刺激，有时需要进行数个周期，这使女性存在罹患卵巢过度刺激综合征等疾病的风

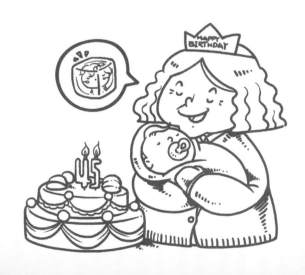

险，但这些风险与女性需承担的相关妊娠和生育风险相比少得多，例如年龄超过 35 岁的女性，怀孕时罹患妊娠期糖尿病、妊娠高血压综合症的比例明显上升。近些年，治疗方案的优化使得卵巢促排卵过程更加安全，卵巢过度刺激综合征的发生风险更低。GnRH 拮抗剂共同诱导卵细胞成熟的卵巢刺激过程中有可能产生的卵巢刺激综合征可以由 GnRH 激动剂预防。另外，有多项研究证实，反复的卵巢刺激并不会影响该患者 AMH 激素水平及未来的生育。

卵子和卵巢组织的预防性冻存理论上可以让女性在任何年龄妊娠。在未来，健康女性可能在比现在更大一些的年龄妊娠，细胞保存技术会越来越多地用于保障她们未来的生育

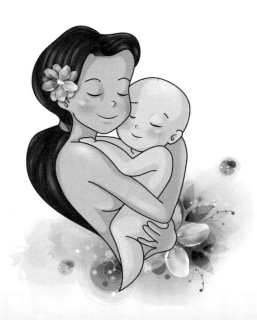

力。然而，辅助生殖技术不能完全抵消年龄相关的自然生育力下降所带来的影响。

目前，辅助生殖技术成功率较高，尤其是体外卵细胞的玻璃化冷冻和体外成熟等新技术的临床应用进一步提高了辅助生殖技术的成功率，但在公众接受程度方面，辅助生殖技术尚处于婴儿期，生育力保存技术期待为更多人所接受。另外还有一些尚处于试验阶段的药物和技术，例如保护性腺免受毒性的药物以及体外卵子发育，这些均有望于下一个十年从技术上合理化并开始应用。

我国生育力保存的相关政策法规

我国在生育力保存方面制定了较为完善的政策法规，本文将分几个方面进行分别阐述。

一、生育权利方面

《妇女权益保障法》第 47 条规定：妇女有按国家有关规定生育子女的权利，也有不生育的自由。育龄夫妻双方有按照国家有关规定生育子女的权利，有关部门应当提供安全、有效的避孕药具和技术，保障实施节育手术的妇女的健康和

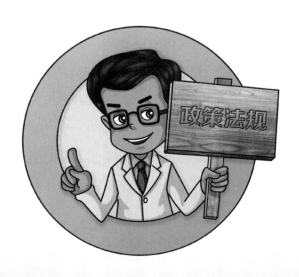

安全。《人口与计划生育法》中提到公民享有八项权利和六项义务，里面包括公民享有依法生育的权利，享有获得计划生育、生殖健康信息和教育的权利。

二、生育力保存主体方面

我国《人类辅助生殖技术管理办法》第 3 条规定："人类辅助生殖技术的应用应当在医疗机构中进行，以医疗为目的，并符合国家计划生育政策、伦理原则和有关法律规定。禁止以任何形式买卖配子、合子、胚胎"。《人类辅助生殖技术规范》规定："禁止给不符合国家人口和计划生育法规和条例规定的夫妇和单身妇女实施人类辅助生育技术"。

三、二孩政策方面

2015 年 10 月 29 日，十八届五中全会决定："坚持计划生育的基本国策，完善人口发展战略，全面实施一对夫妇可生育两个孩子政策。积极开展应对人口老龄化行动"。2015 年 12 月 27 日，十二届全国人大常委会第十八次会议经表决通过了关于修改《中华人民共和国人口与计划生育法》的决定。修改后的人口与计划生育法明确，国家提倡一对夫妻生育两个子女。根据人口与计划生育法，各省计划生育的具体办法由省、自治区、直辖市人民代表大会或者其常务委员会规定。因此，2016 年各地人口与计划生育条例纷纷修订，

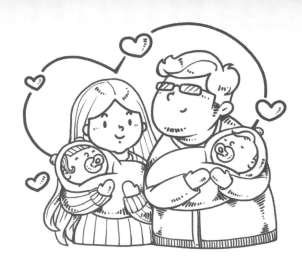

截止到 2016 年 4 月，26 个省、自治区、直辖市的条例已经修改完成。

四、自精保存方面

《人类精子库基本标准和技术规范》规定，自精保存者有以下基本条件。

（1）接受辅助生殖技术时，有合理的医疗要求，如取精困难者和少、弱精症者。

（2）出于"生殖保险"目的：①需保存精子以备将来生育者；②男性在接受致畸剂量的射线、药品、有毒物质、绝育手术之前，以及夫妻长期两地分居，需保存精子准备将来生育等情况下要求保存精液。

（3）申请者须了解有关精子冷冻、保存和复苏过程中可

315

能存在的影响，并签订知情同意书。

五、为他人保存生育力方面

《人类辅助生殖技术和人类精子库伦理原则》规定：机构和医务人员对要求实施人类辅助生殖技术的夫妇，要严格掌握适应证。不能受经济利益驱动而应用于有可能自然生殖的夫妇。供精、供卵、供胚胎应以捐赠助人为目的，禁止买卖。但是，可以给予捐赠者必要的误工、交通和医疗补助。对实施辅助生殖术后剩余的胚胎，由胚胎所有者决定如何处理，但禁止买卖。一个供精者的精子最多只能提供给 5 名妇女受孕。《人类辅助生殖技术规范》规定，赠卵仅限于人类辅助生殖治疗周期中剩余的卵母细胞，禁止任何组织和个人以任何形式募集供卵者进行商业化的供卵行为。《卫生部关于印发人类辅助生殖技术与人类精子库校验实施细则的通知》中也规定：赠卵仅限于接受人类辅助生殖治疗周期中取卵的妇女。

六、人类精子库方面

《人类精子库管理办法》（2001 年卫生部第 15 号部长令）规定，设置人类精子库的医疗机构，向所在地省、自治区、直辖市人民政府卫生行政部门提出申请，省、自治区、直辖市人民政府卫生行政部门和卫生部按照本办法审查，审查同意的，发给人类精子库批准证书；审查不同意的，不得再

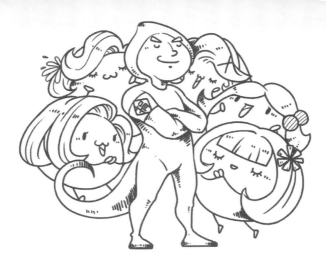

设置人类精子库。《人类精子库基本标准和技术规范》（卫科教发 [2003]176 号）不仅从机构设置条件、精子库基本任务、工作部门设置和人员要求、场所和设备等方面进行要求，还明确规定了精子库精子使用的适应证与禁忌证。《人类辅助生殖技术和人类精子库伦理原则》中关于此方面的阐述如下：为了促进人类精子库安全、有效、合理地采集、保存和提供精子，保障供精者和受者个人、家庭、后代的健康和权益，维护社会公益，特制定以下伦理原则。

（一）有利于供受者的原则

1.严格对供精者进行筛查，精液必须经过检疫方可使用，以避免或减少出生缺陷，防止性传播疾病的传播和蔓延；

2.严禁用商业广告形式募集供精者，要采取社会能够接受、文明的形式和方法，应尽可能地扩大供精者群体，建立完善的供精者体貌特征表，尊重受者夫妇的选择权；

3.应配备相应的心理咨询服务，为供精者和自冻精者解决可能出现的心理障碍；

4.应充分理解和尊重供精者和自冻精者在精液采集过程中可能遇到的困难，并给予最大可能的帮助。

（二）知情同意的原则

1.供精者应是完全自愿地参加供精，并有权知道其精液的用途及限制供精次数的必要性（防止后代血亲通婚），应签署书面知情同意书；

2.供精者在心理、生理不适或其他情况下，有权终止供精，同时在适当补偿精子库筛查和冷冻费用后，有权要求终

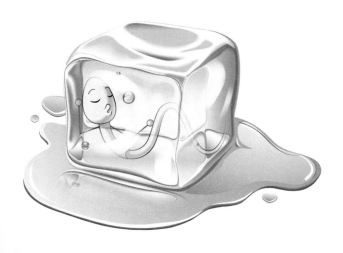

止使用已被冷冻保存的精液；

3.需进行自精冷冻保存者，也应在签署知情同意书后，方可实施自精冷冻保存。医务人员有义务告知自精冷冻保存者采用该项技术的必要性、目前的冷冻复苏率和最终可能的治疗结果；

4.精子库不得采集、检测、保存和使用未签署知情同意书者的精液。

（三）保护后代的原则

1.医务人员有义务告知供精者，对其供精出生的后代无任何的权利和义务；

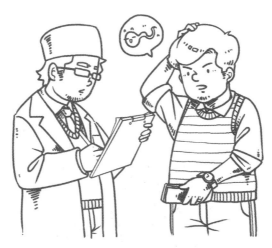

2.建立完善的供精使用管理体系，精子库有义务在匿名的情况下，为未来人工授精后代提供有关医学信息的婚姻咨询服务。

（四）社会公益原则

1.建立完善的供精者管理机制，严禁同一供精者多处供精并使五名以上妇女受孕；

2.不得实施无医学指征的 X、Y 精子筛选。

（五）保密原则

1.为保护供精者和受者夫妇及所出生后代的权益，供者和受者夫妇应保持互盲，供者和实施人类辅助生殖技术的医务人员应保持互盲，供者和后代应保持互盲；

2.精子库的医务人员有义务为供者、受者及其后代保密，精子库应建立严格的保密制度并确保实施，包括冷冻精液被使用时应一律用代码表示，冷冻精液的受者身份对精子库隐匿等措施；

3.受者夫妇以及实施人类辅助生殖技术机构的医务人员均无权查阅供精者证实身份的信息资料，供精者无权查阅受者及其后代的一切身份信息资料。

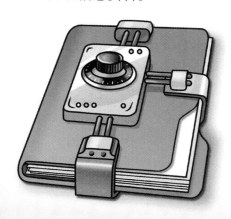

（六）严防商业化的原则

1.禁止以盈利为目的的供精行为。供精是自愿的人道主义行为，精子库仅可以对供者给予必要的误工、交通和其所承担的医疗风险补偿；

2.人类精子库只能向已经获得卫生部人类辅助生殖技术批准证书的机构提供符合国家技术规范要求的冷冻精液；

3.禁止买卖精子，精子库的精子不得作为商品进行市场交易；

4.人类精子库不得为追求高额回报降低供精质量。

（七）伦理监督的原则

1.为确保以上原则的实施，精子库应接受由医学伦理学、心理学、社会学、法学和生殖医学、护理、群众代表等专家组成的生殖医学伦理委员会的指导、监督和审查；

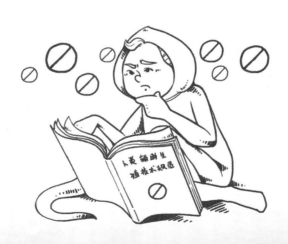

2. 生殖医学伦理委员会应依据上述原则对精子库进行监督，并开展必要的伦理宣传和教育，对实施中遇到的伦理问题进行审查、咨询、论证和建议。

七、实施技术人员的行为准则方面

根据原卫生部制定的《人类辅助生殖技术管理办法》和《人类精子库管理办法》及其颁布的《人类辅助生殖技术和人类精子库伦理原则》，医疗机构及医务人员在开展辅助生殖技术应遵循以下原则：①谨慎应用，严格掌握适应证，知情同意，签署文字契约；②优生优育，确保后代质量；③保密互盲，减少医疗纠纷。《人类辅助生殖技术规范》也规定：①必须严格遵守国家人口和计划生育法律法规；②必须严格遵守知情同意、知情选择的自愿原则；③必须尊重患者隐私权；④禁止无医学指征的性别选择；⑤禁止实施代孕技术；⑥禁止实施胚胎赠送；⑦禁止实施以治疗不育为目的的人卵胞浆移植及核移植技术；⑧禁止人类与异种配子的杂交；禁止人类体内移植异种配子、合子和胚胎；禁止异种体内移植人类配子、合子和胚胎；⑨禁止以生殖为目的对人类配子、合子和胚胎进行基因操作；⑩禁止实施近亲间的精子和卵子结合；⑪在同一治疗周期中，配子和合子必须来自同一男性和同一女性；⑫禁止在患者不知情和不自愿的情况下，将配子、合子和胚胎转送他人或进行科学研究；

⑬ 禁止给不符合国家人口和计划生育法规和条例规定的夫妇和单身妇女实施人类辅助生殖技术；⑭禁止开展人类嵌合体胚胎试验研究；⑮ 禁止克隆人。

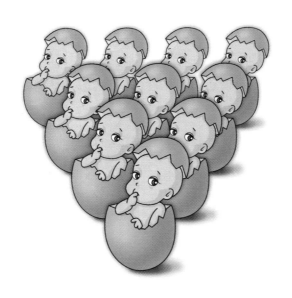

《人类辅助生殖技术和人类精子库伦理原则》规定，人类辅助生殖技术应遵循有利于患者的原则：①综合考虑患者病理、生理、心理及社会因素，医务人员有义务告诉患者目前可供选择的治疗手段、利弊及其所承担的风险，在患者充分知情的情况下，提出有医学指征的选择和最有利于患者的治疗方案；②禁止以多胎和商业化供卵为目的的促排卵；③不育夫妇对实施人类辅助生殖技术过程中获得的配子、胚胎拥有其选择处理方式的权利，技术服务机构必须对此有详

细的记录，并获得夫、妇或双方的书面知情同意；④患者的配子和胚胎在未征得其知情同意情况下，不得进行任何处理，更不得进行买卖。伦理原则方面，规定精子库应配备相应的心理咨询服务，为供精者和自冻精者解决可能出现的心理障碍；应充分理解和尊重供精者和自冻精者在精液采集过程中可能遇到的困难，并给予最大可能的帮助。知情同意的原则方面规定，需进行自精冷冻保存者，也应在签署知情同意书后，方可实施自精冷冻保存。医务人员有义务告知自精冷冻保存者采用该项技术的必要性、目前的冷冻复苏率和最终可能的治疗结果。